Inhaltsverzeichnis

Vorwort und Einführung

Liebe Kolleginnen und Kollegen!

Vielleicht fragen Sie sich, warum wir unsere Schüler nun auch noch zu traditionellen chinesischen Gesundheitsübungen führen sollen, nachdem sie bereits Sportprogramme, Konzentrationstrainings, Achtsamkeitsübungen und vieles mehr kennengelernt haben. Die kurze Antwort darauf lautet: Weil Qi Gong mit allen anstrengenden Übungen gar nichts zu tun hat! Qi-Gong-Übungen helfen (nicht nur) den Kindern, sich zu konzentrieren und unaufgeregt und aufmerksam ihre Aufgaben anzugehen. Sie führen zu Entspannung, Gelassenheit, Zuversicht und einem liebevollen Umgang mit sich selbst.

Vor über 3.000 Jahren entdeckten die Chinesen, dass bestimmte Körperbewegungen und Atemübungen den Körper und den Geist der Menschen gesund und leistungsstark machen. Wenn man heute durch einen Park in Peking oder durch einen Tempelgarten läuft, sieht man morgens und abends viele Menschen, die solche Körperübungen alleine oder in der Gruppe ausführen. Sie fühlen sich dann kraftvoll für die Arbeit oder gehen nach getaner Arbeit entspannt in einen erholsamen Feierabend.

Qi (gesprochen wird es „Schi") meint so viel wie: Energie, Atem, Luft, fließen, Kraft. Gong bedeutet etwa: üben, arbeiten, tun. Qi Gong heißt also: „Die gute Energie zum Fließen bringen!"

Diese gute Energie besitzt jeder von uns. Sie ist sogar in Tieren und Pflanzen zu Hause. Oft fließt diese Energie nicht. Wir sind dann müde oder unkonzentriert, lustlos oder auch ängstlich. Das muss nicht sein. Wir können lernen, die gute Energie in uns wieder zum Fließen zu bringen. Wenn das gelingt, stärkt sie unsere Konzentration und Arbeitsbereitschaft, sie gibt uns Kraft, Zutrauen und Stärke sowie Gelassenheit, Entspannung und Ruhe.

Meister Li Zhi-Chang, der Qi-Gong-Meister, bei dem ich meine Ausbildung durchlaufen habe, will uns (und damit meine ich nicht nur die Schüler) die Kunst des Lockerbleibens vermitteln. Er will uns zeigen, wie wir aus der Ruhe Kraft schöpfen, wie wir aus der Ruhe in die innere Bewegung und damit zu neuer Lebensenergie gelangen.

Ruhe heißt bei ihm nicht, schlaff auf dem Sofa herumzuhängen, sondern durch Entspannung die innere Lebenskraft in Bewegung zu setzen: „Du musst still stehen, damit du dich bewegen kannst!" sagt er. Und die erste Bewegung aus der Ruhe ist, das Lächeln mit dem Herzen zuzulassen. Ganz einfach. Man kann es überall: im Sitzen, Liegen, Stehen, in der Schule, im Café, zu Hause, in der S-Bahn, auf einer Bank im Park usw.

Erfahren Sie hier, wie das Lächeln mit dem Herzen uns erfrischt und belebt:

Lächeln mit dem Herzen

Setzen Sie sich entspannt auf einen Stuhl. Unter Entspannung verstehen wir: Loslassen, Muskeln lockern, unangestrengt, ganz ohne Zwang! Der Oberkörper ist aufgerichtet. Die Hände lassen Sie mit den Handflächen nach oben locker auf den Knien ruhen. Mit den Zehen krallen Sie sich 3-mal in den Boden, um sich zu versichern, dass Sie fest von der Erde getragen werden.

Zehen wieder locker lassen. Blenden Sie möglichst alle Alltagsgedanken aus. Das ist nicht einfach und erfordert Übung. Seien Sie deshalb nicht streng zu sich! Wenn die Gedanken kommen, nicken Sie ihnen freundlich zu und denken Sie: „Ich akzeptiere, dass ihr da seid, nun dürft ihr ruhig gehen!" All das sollte ohne Zwang geschehen.

Entspannen Sie Augen und Augenbrauen, die Lider sind bis auf einen kleinen Spalt oder auch ganz geschlossen. Heben Sie die Mundwinkel leicht nach oben.

Lächeln Sie nun – auch von innen heraus, von dort, wo Ihr Herz sitzt – und genießen Sie das Wohlgefühl, das Ihren ganzen Körper durchströmt.

In der Entspannung fühlen Sie sich wohl und kraftvoll. Der Kopf wird frei, der Brustkorb weit. Und wenn Sie dazu lächeln, durchfließt ein wohliges Glücksgefühl Ihren Körper.

Anfangs ist es schwer zu verstehen, dass man nichts tun muss, um geistig und körperlich fit zu sein, außer entspannt zu sitzen und zu lächeln. Und das als Lehrkraft, die jede Minute gefragt ist und die von Schüler zu Schüler und von Stoff zu Stoff eilt! Es gilt: Je besser wir unsere Sinne ausblenden können, umso entspannter sind wir.

Die Chinesen stellen sich vor, dass der Mensch mit sechs Wurzeln mit der äußeren Welt verbunden ist: Sehen (Auge), Hören (Ohren), Riechen (Nase), Schmecken (Zunge), Fühlen (Haut) und Denken (Vorstellung). Versuchen Sie, nacheinander jeden Sinn behutsam in den Hintergrund zu drängen, zum Beispiel so:

„Während ich mich entspannen soll, höre ich vielleicht die Vögel singen oder rieche gerade den Duft von Bananen oder fühle, wie mein Mückenstich pikt. Ich nehme das wohlwollend wahr und sage mir, dass mich der Gesang, Duft, Piks gerade beschäftigen. Das ist auch in Ordnung! Nun verabschiede ich mich allmählich von diesen Gedanken. Auch wenn mir das nicht ganz gelingt, lasse ich es zu. Es ist, wie es ist; ich bin deswegen nicht „schlecht", sondern mag mich, wie ich eben bin!"

Seien Sie geduldig mit sich und akzeptieren Sie, wenn es nicht sofort und nicht vollständig klappt. Bewahren Sie die Ruhe und lassen Sie geschehen, was Ihnen möglich ist!

Eine ähnlich wohltuende Übung ist die „Lichtdusche". Mit ihr holen wir uns die in der Natur vorhandene Lebensenergie in unseren Körper hinein:

Lichtdusche

Suchen Sie für sich (und für Ihre ganze Klasse) einen Platz in der Natur. Das kann der Schulhof oder der Schulgarten sein.

Die Füße stehen schulterbreit auf der Erde. Krallen Sie sich wieder 3-mal mit den Zehen fest und entspannen Sie sich mit einem Lächeln. Verabschieden Sie sich von Ihren Alltagsgedanken.

Breiten Sie nun die Arme aus, als wollten Sie die Welt umarmen. Heben Sie die Arme in einem weiten Kreis bis über Ihren Kopf und atmen Sie langsam dabei ein. Stellen Sie sich vor, Sie würden das Qi – also Lebensenergie und Licht – mit den Händen einsammeln und über den Kopf Ihrem Körper zuleiten. Dabei senken Sie die Hände langsam nach unten, am Gesicht vorbei, die Fingerspitzen zeigen zueinander.

So füllt sich Ihr Körper langsam mit guter Energie aus der Natur.

Ab Hüfthöhe wischen Sie mit einer kräftigen Bewegung der Hände die „verbrauchte" Energie Ihres Körpers nach unten, damit sie in der Erde verschwinden kann.

Beginnen Sie nun wieder, die Arme auszubreiten und die frische Energie einzusammeln – mindestens 3-mal, ansonsten: So oft Sie mögen!

Qi Gong als Selbsthilfe-Programm

Das nachfolgend beschriebene Qi-Gong-Programm ist nicht nur für Schülerinnen und Schüler im Grundschulalter geeignet. Auch Sie als Lehrkraft können aus den Übungen denselben Gewinn ziehen wie die Kinder; d. h. es ist ein Programm für die ganze Klasse. Die hier vorgestellten Übungen helfen

• die Konzentration und Wahrnehmung zu verbessern,

• Stress abzubauen,

• das Selbstwertgefühl zu stärken,

• Ruhe, Energie, Kraft und Wohlgefühl zu tanken,

• die Achtsamkeit (sehen, hören, fühlen, denken …) zu erweitern,

• Eigenverantwortung zu übernehmen,

• Handlungsbereitschaft und Handlungssicherheit auszubauen.

Die Übungen sind als Selbsthilfe-Programm im Wortsinn zu verstehen: Ich helfe mir selbst (mich zu konzentrieren, Energie fließen zu lassen, selbstbewusst zu handeln …), ohne dass ich dazu einen Lehrer benötige. Um die Übungen durchzuführen, braucht es keinen Fachmann und keinen Trainingsraum. Mein Handwerkszeug habe ich immer bei mir: meine Hände und meine Sinne!

Das Klassenklima verbessern

Manche der hier beschriebenen Übungen können die Kinder auch als Partnerübung durchführen. Das erfordert und schult Achtsamkeit, Respekt vor dem Körper und der ganzen Person des anderen, die Wahrung seiner Grenzen und weckt die Freude über gegenseitiges Vertrauen.

So hat sich in meinen Klassen gezeigt, dass Qi-Gong-Übungen das Klassenklima verbessern konnten. Sie verhalfen zu einem vertrauensvollen Umgang untereinander, trotz kultureller oder religiöser Unterschiede bei den Schülern.

Wichtig: Vor jeder Übung muss geklärt werden, ob der Partner mit der Übung einverstanden ist und ob man ihn berühren darf. Falls nicht, übt man mit einem anderen Partner. Wenn mir ein Mensch nicht sympathisch ist, muss ich die Möglichkeit haben, die Übung nicht mit ihm zu machen. Dieser Grundsatz gilt auch für die Schüler.

Zeit gewinnen

Immer wieder glauben Lehrerinnen und Lehrer, dass sie wegen der Fülle ihrer unterrichtlichen Aufgaben keine Zeit für zusätzliche Übungen haben. In meinen eigenen Schulklassen habe ich dagegen die Erfahrung gemacht, dass ich beispielsweise durch die Einführung der „Stille-Minute" die sofortige Arbeitsbereitschaft der Kinder und damit Zeit gewonnen habe. Und so funktioniert die „Stille Minute":

Stellen Sie ein Schild mit dem Schriftzug „Stille Minute" auf.

Ab jetzt gelten zwei Regeln:

• Jeder beschäftigt sich mit sich allein und nimmt keinen Kontakt zu den anderen auf.

• Niemand spricht und jeder verhält sich so leise wie möglich.

Wenn die Kinder zu Schulbeginn oder nach Pausenende noch mehr oder weniger turbulent agieren, bringt das Schild ohne Ihre eingreifende Stimme, ohne Ihre Worte sofort Ruhe in die Klasse.

Die Kinder dürfen sich leise bewegen, d. h. den Platz aufräumen, für die beginnende Stunde Material bereitstellen, den Apfel zu Ende essen, noch einmal zum Fenster gehen, schauen, träumen ...

Nach einer Minute können Sie mit dem Unterricht beginnen. Wenn Sie mögen, geben Sie den Kindern vorher noch Möglichkeit zu einem Feedback:

• Wie hat dir die Übung gefallen?

• Was tat dir gut?

• Was fiel dir schwer?

Fast alle Kinder fühlen sich durch die Ruhe gut und offen fürs Lernen. Eine Minute, die viel bewirkt!

Mit den Qi-Gong-Übungen verhält es sich ganz ähnlich. Ob zu Unterrichtsbeginn, vor einer Klassenarbeit, vor einem wichtigen Projekt oder einer Herausforderung wie einem Gedichtvortrag, einer Präsentation, einem Interview – eine ein- bis zehnminütige Qi-Gong-Übung wird Ihre Schüler entspannen, stärken, beflügeln und entlasten. Die Übungen wirken oft erstaunlich besser als wortreiche Appelle und verbale Ermutigungen.

Die Übungen einführen

Um die Kinder mit den Qi-Gong-Übungen vertraut zu machen, sollten Sie zunächst alle Übungen nacheinander gemeinsam in der Klasse durchführen. Das kann gut in Form eines Rituals stattfinden, z. B. eine Übung zu Wochenanfang, zu Unterrichtsbeginn oder als Unterrichtsschluss, bevor die Kinder nach Hause gehen. Nach dem Kennenlernen aller Übungen dürfen die Kinder eine Übung vorschlagen, die ihnen gefiel oder die sie einfach besser verstehen möchten – wieder als Ritual mit der ganzen Klasse. Später kann man dazu übergehen, die Kinder zu fragen: „Welche Übung würdest du uns jetzt (z. B. vor einem Mathetest) vorschlagen?"

Sie können die Übungen (ab Seite 10) mit der jeweils dazugehörigen Illustration kopieren, die A4-Kopie in der Mitte falten und das Ganze laminieren oder zusammenkleben. Sie erhalten so 30 Qi-Gong-Übungskarten im A5-Format, die Sie in einer Schatzkiste verwahren. Vorschlag: Ein Kind zieht eine Karte aus der Schatzkiste und liest den Titel der Übung vor. Wer erinnert sich an die Übung? Sie wird gemeinsam noch einmal erklärt und von allen ausgeführt. Je nach Zeit können noch zwei bis drei andere Kinder eine Karte ziehen. So werden die Kinder immer sicherer in den Übungen und können diese bei Bedarf auch für sich alleine durchführen. Merkt ein Schüler beispielsweise, dass er sich im Moment nicht mehr konzentrieren kann oder dass er müde wird oder die Augen schwer werden, kann er sich schnell durch das Aktivieren der erlernten Energiepunkte erfrischen. Dabei kann er die Übung für sich alleine durchführen oder anfragen, ob nicht die ganze Klasse mitmachen möchte. Mit der Schatzkiste kann man nicht oft genug üben, die Kinder lieben diese Form!

Tipp: Wenn Sie nicht alle Übungsanleitungen in der beschriebenen Form kopieren möchten, können Sie die Kärtchen auf Seite 72 vergrößert kopieren, laminieren und auseinanderschneiden. Diese enthalten ausschließlich die Titel der Übungen. Auch in diesem Fall ziehen die Kinder ein oder mehrere Kärtchen aus der Schatzkiste, die nun natürlich deutlich kleiner ausfallen kann.

Die beschriebenen Qi-Gong-Übungen entfalten sich aus der Ruhe heraus im Sitzen oder Stehen. Der feste Stand und die Erdung des Körpers sind Voraussetzung für die leichten Bewegungen, die Füße, Beine, Becken oder Kopf ausführen. Es sind fast immer die Arme und Hände, die in Bewegung sind. Sie massieren, drücken leicht, reiben oder kneten, kreisen, ziehen oder streichen die Energiepunkte des Körpers.

Hinweise und Tipps, bevor es losgeht

Es ist hilfreich zu wissen, dass sich eine gute Hand- und Fingergeschicklichkeit unmittelbar auf die sprachlichen Fähigkeiten der Schüler auswirkt.

Auch die Muskulatur im Mundbereich wird durch die Qi-Gong-Übungen aktiviert. Manchmal können wir beobachten, wie sich Zunge und Lippen bewegen, wenn wir mit voller Konzentration eine anspruchsvolle Tätigkeit ausüben. Die bekannte Tatsache „Bewege deinen Körper, dann kommt auch dein Geist in Bewegung" wird durch die kleinen, intensiven Bewegungsübungen gleich umgesetzt. So wirkt Qi Gong mühelos unterstützend auf der körperlichen und geistigen Wahrnehmungsebene an jedem Schultag.

Im Folgenden stelle ich Ihnen 30 Übungen mit Bild und Text vor. Wie weiter oben beschrieben, können die Karten als Kartei genutzt werden. Die Reihenfolge der Übungen spielt keine Rolle, sobald die Anfangsfertigkeiten gelernt wurden:

• Zehen krallen und sich für einen festverwurzelten Stand erden, d. h. sich vorstellen, dass aus unseren Fußsohlen Wurzeln tief in den Boden wachsen. (Übung 1: Stehen wie ein Baum)

• Entspannen und Alltagsgedanken ausblenden (Übung 2: Entspannen: locker wie die Zweige im Wind)

• Lächeln mit Augen, Mund und Herz (Übung 3: Lächeln mit dem Herzen – ein Glücksgefühl)

Bevor Sie und Ihre Schüler beginnen, noch ein wichtiger Hinweis: Halten Sie für alle Übungen eine Flasche stilles oder Leitungswasser zum Trinken bereit.

Warum? Wasser reinigt den Körper und stimuliert die Lebensenergie. Es sollte nicht gekühlt getrunken werden! Säfte, Tee oder Milch zählen nicht als Wasser. Man sagt, Wasser lindere die geistige Müdigkeit, verbessere so die Konzentration, entspanne kommunikative Prozesse und erhöhe sogar soziale Fähigkeiten.

Zum Schluss: Lassen Sie Ihre Schüler die Übungen reflektieren, d. h. ein Feedback geben: Wie habe ich mich gefühlt?

Zur Unterstützung finden Sie auf Seite 71 „Mein Qi-Gong-Tagebuch" als Kopiervorlage. Hier kann jeder Schüler die gemachten Übungen eintragen und seine persönlichen Favoriten markieren.

Und nun viel Spaß und Gewinn mit Qi Gong im Unterricht!

Bettina Rinderle

PS: Mein herzlicher Dank gilt meinen beiden Qi-Gong-Meistern, die mich seit vielen Jahren durch die Qi-Gong-Übungen begleiten: Meister Li Zhi-Chang und Christian J. Blanck.

Stehen wie ein Baum

Ganz gleich, welche Übung du machen möchtest, du solltest

zuerst gut geerdet oder verwurzelt sein, wie ein Baum!

Stelle dich dazu sicher auf den Boden. Die Füße stehen im

Abstand deiner Schulterbreite genau nebeneinander.

Deine Knie sind in den Kniegelenken leicht eingeknickt.

Drücke deine Knie auf keinen Fall steif durch.

Der Oberkörper ist gerade aufgerichtet. Die Arme hängen

locker nach unten und lassen unter den Achselhöhlen etwas

Luft hindurchstreichen.

Stelle dir nun vor, dass lange rote Wurzeln aus deinen

Fußsohlen wachsen, viele Meter in die Erde hinein, bis zur

Mitte der Erde, wenn du willst.

Kralle dabei deine Zehen 3-mal fest in den Boden und lass

sie wieder los. Das geht auch, wenn du Schuhe anhast.

Mit diesen Wurzeln hast du nun festen Halt. Nichts kann dich

mehr umwerfen!

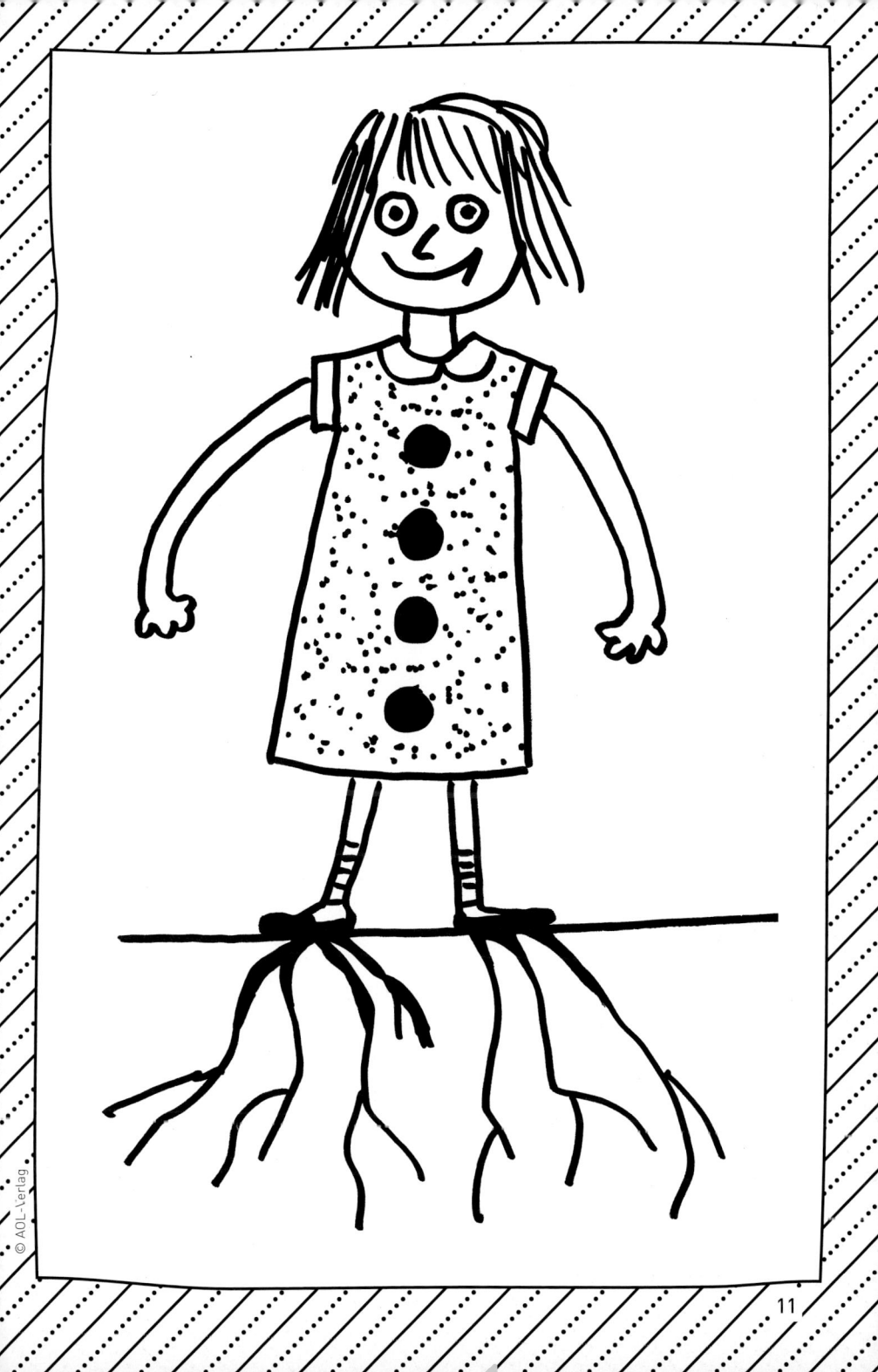

Entspannen – locker wie die Zweige im Wind

Wenn du gut geerdet bist und leicht gebeugt in den Knien wie ein Baum stehst, entspannst du deinen ganzen Körper.

Stelle dir vor, dass du eine Marionette bist. Dein Kopf wird ganz locker von unsichtbaren Fäden gehalten, die aus dem Himmel kommen.

Jetzt ruht dein Kopf fast ohne Gewicht auf deinem Hals.

Dein Scheitel zeigt zum Himmel. Er ist die höchste Stelle an deinem Kopf, den die Chinesen „Himmelstor" nennen.

Lass nun die Augenlider nach unten sinken. Du kannst deine Augen auch ganz schließen.

Versuche, alle Sinneswahrnehmungen (sehen, hören, riechen, schmecken, fühlen, denken) so gut du kannst zu vergessen. Achte nur auf deinen Atem, der von alleine in deinen Bauch fließt und wieder hinausgeht. Du musst gar nichts dazu tun.

Wenn du gut geerdet und entspannt bist, kannst du nicht umfallen. Dein Körper schwingt dann leicht wie die Zweige im Wind.

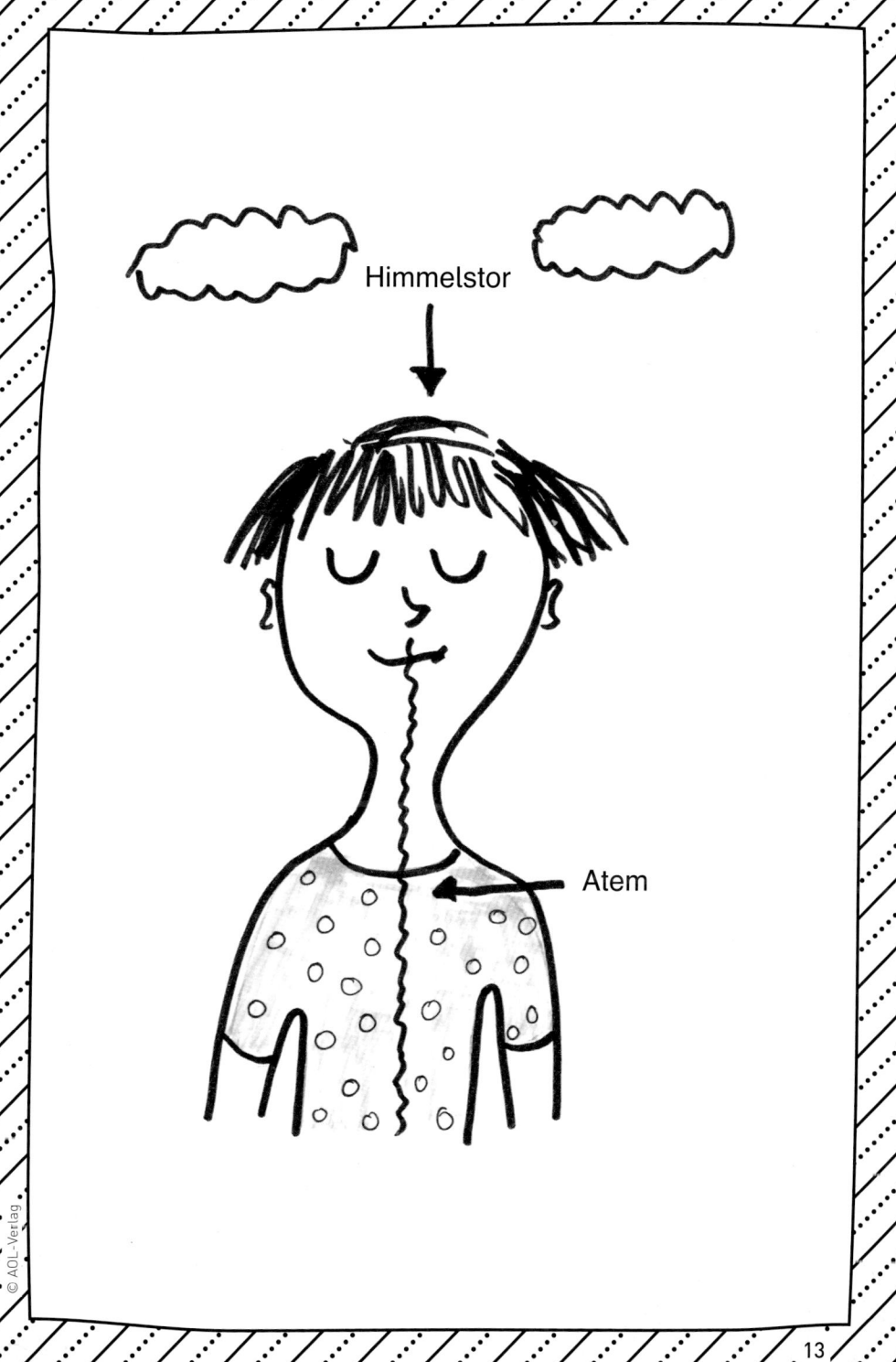

Lächeln mit dem Herzen – ein Glücksgefühl

Beim Lächeln schickt unser Körper Glücksgefühle vom Gehirn bis zum Herzen.

Du hast dich geerdet wie ein Baum, deine Augenlider sind entspannt.

Über deiner Nase, zwischen den Augenbrauen, liegt ein Punkt, den die Chinesen das „Dritte Auge" nennen. Konzentriere dich auf diesen Punkt, und Leichtigkeit und Weite werden dich durchströmen.

Schicke nun alle Geräusche, die dich umgeben, zurück in die Natur, bis in den Kosmos. Wenn sie zurückkehren in deine Ohren, lausche in Ruhe.

Nun bist du frei von Gedanken und lässt ein Lächeln auf deinem Gesicht entstehen. Dabei gehen deine Mundwinkel leicht nach oben. Lächle, als ob du jemanden anlächelst, den du magst. Schließe nun deine Augen fast und schaue auf deine Nasenspitze.

Stelle dir vor, dass deine Nasenspitze auf deinen Mund schaut. Und der Mund schaut zum Herzen. Vergiss nicht zu lächeln.

Du spürst sicher, wie Wärme und Weite sich ausbreiten.

Sooft du dein Herz zum Lächeln bringst, verschwinden Stress und Ärger!

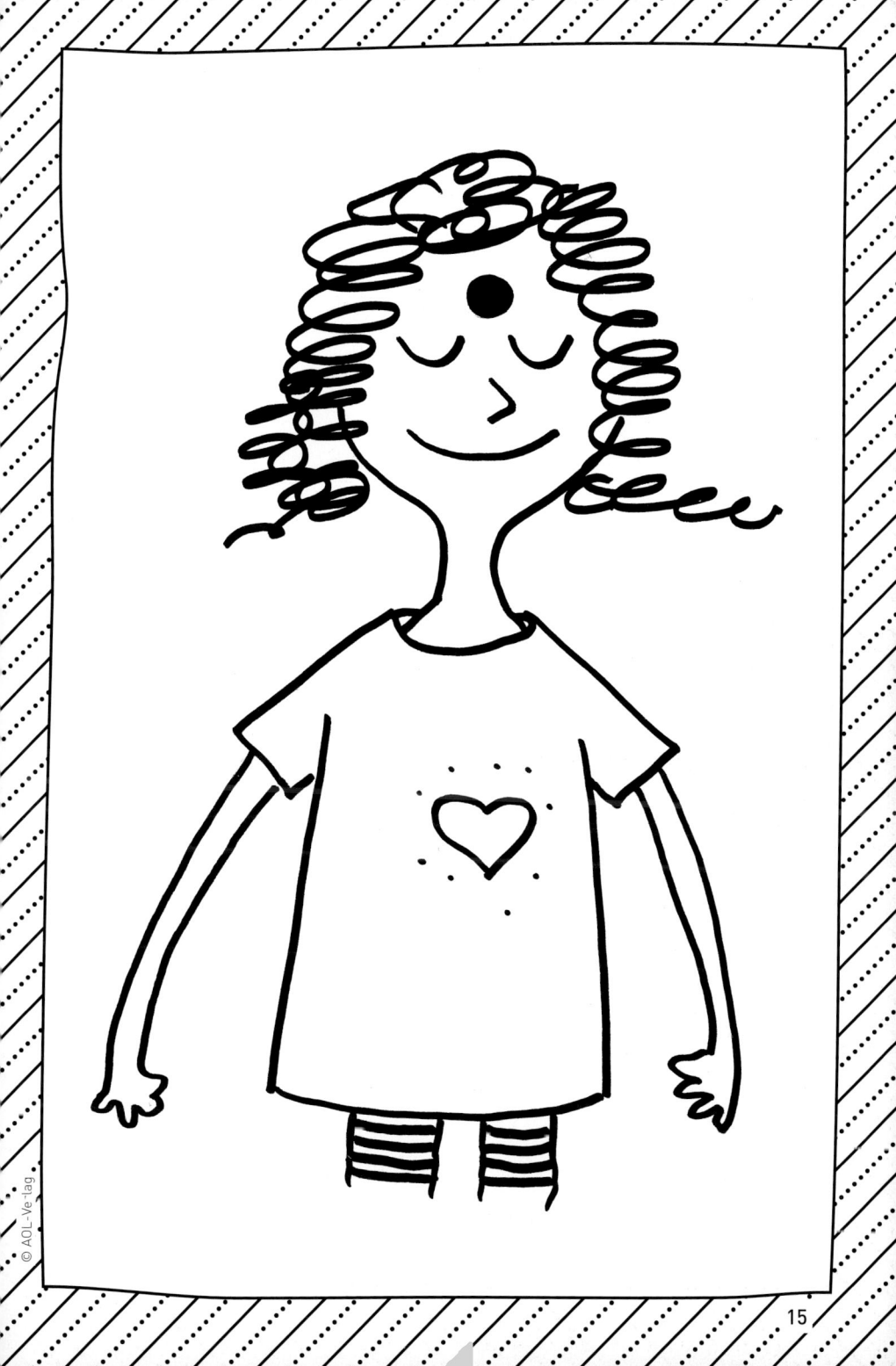

Den Ofen anwärmen

So wie wir uns im Sport mit Bewegungsübungen aufwärmen, so wärmen wir uns auch im Qi Gong an, um Energie, Konzentration und Wohlbefinden in unseren Körper zu bekommen, also die Dinge, die wir für unsere Aufgaben im Unterricht brauchen.

Zuerst erdest du dich mit einem guten Stand.

Dann reibst du in Bauchnabelhöhe deine Handflächen aneinander, bis sie richtig warm werden.

Dann reibst und knetest du die Hände wie beim Händewaschen.

Anschließend bildest du mit Zeigefinger und Daumen der einen Hand einen Ring um das Handgelenk der anderen Hand. Reibe die Gelenke ein paar Mal kräftig, erst das eine, dann das andere.

Nun die Hände ausschütteln.

Spüre, wie es prickelt und das Qi deinen ganzen Körper durchflutet.

Wenn du beide Handflächen aufeinanderlegst und in der Höhe deines Bauchnabels eine liegende 8 „nachmalst", vereinigt das beide Gehirnhälften und steigert deine Arbeitskraft.

Wasser trinken nicht vergessen!

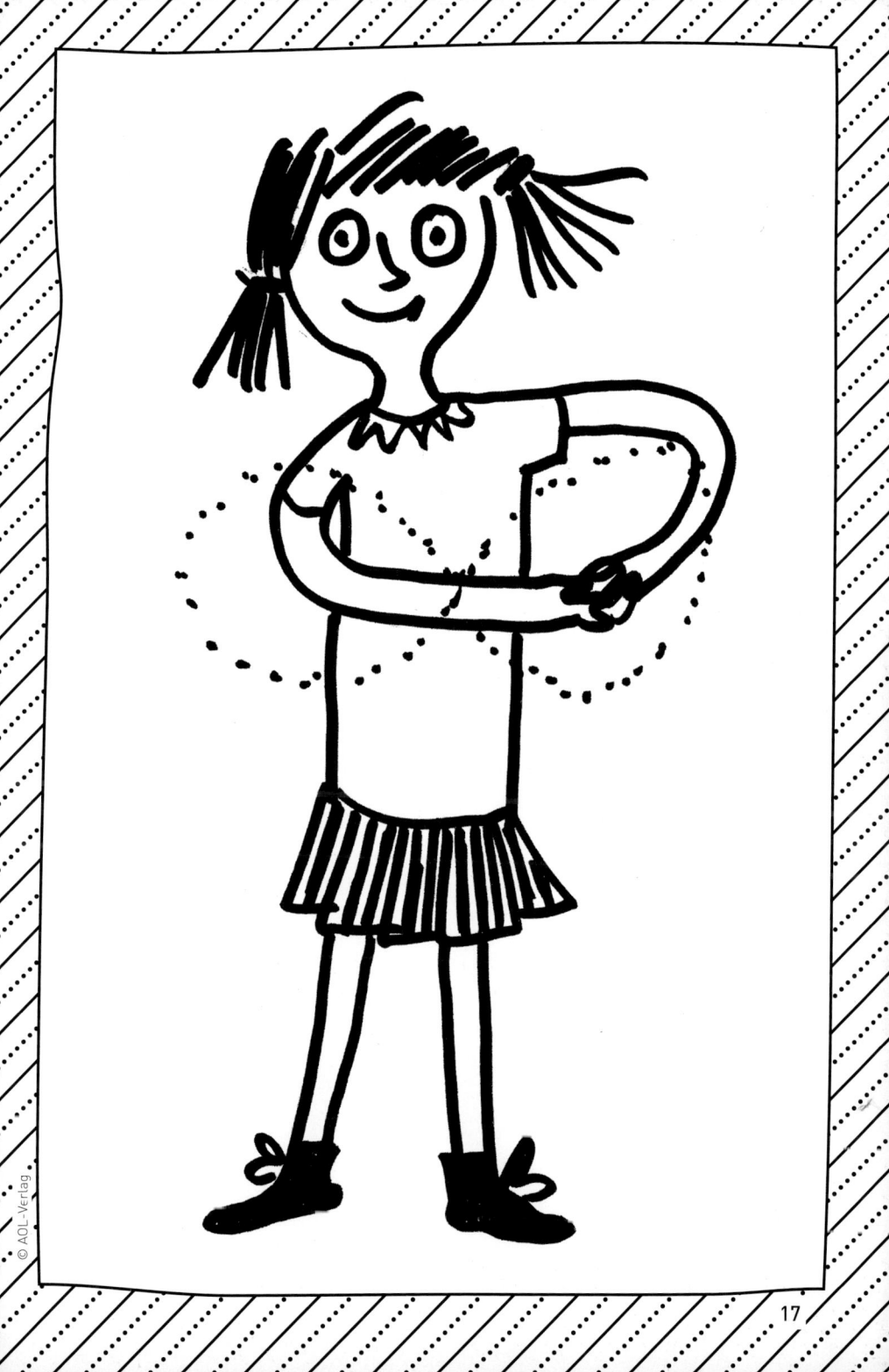

Rücken stärken (Partnerübung)

Diese Übung könnt ihr im Stehen oder Sitzen machen.

Suche dir einen Partner.

Reibe die Handflächen in Bauchnabelhöhe aneinander, bis sie warm sind.

Wenn du spürst, wie das Qi durch deine Hände prickelt und fließt, lege sie deinem Partner auf die Schultern. Auch er wird das Qi wohltuend spüren.

Streiche nun sanft rechts und links der Wirbelsäule seinen Rücken von oben nach unten und wieder zurück. Du kannst auch kreisende Bewegungen machen.

Frage deinen Partner, ob es für ihn angenehm ist, ob du nicht zu fest drückst. Wenn ja, streiche deinem Partner lockerer über den Rücken.

Beim Streichen stellst du dir vor, wie das Qi aus deinen Händen deinem Partner den Rücken stärkt.

Und er stellt sich vor, wie sein Rücken durch dein Streichen kräftig und weit wird.

Das Ausstreichen wiederholst du in aller Ruhe mindestens 3-mal. Dann wird gewechselt.

Bedanke dich am Ende der Übung bei deinem Partner für seine Arbeit.

Tipp: Die Übung könnt ihr auch mit der ganzen Klasse im Kreis durchführen. Dreht euch den Rücken zu und stärkt euren Vordermann. Dabei wirst du gleichzeitig auch gestärkt!

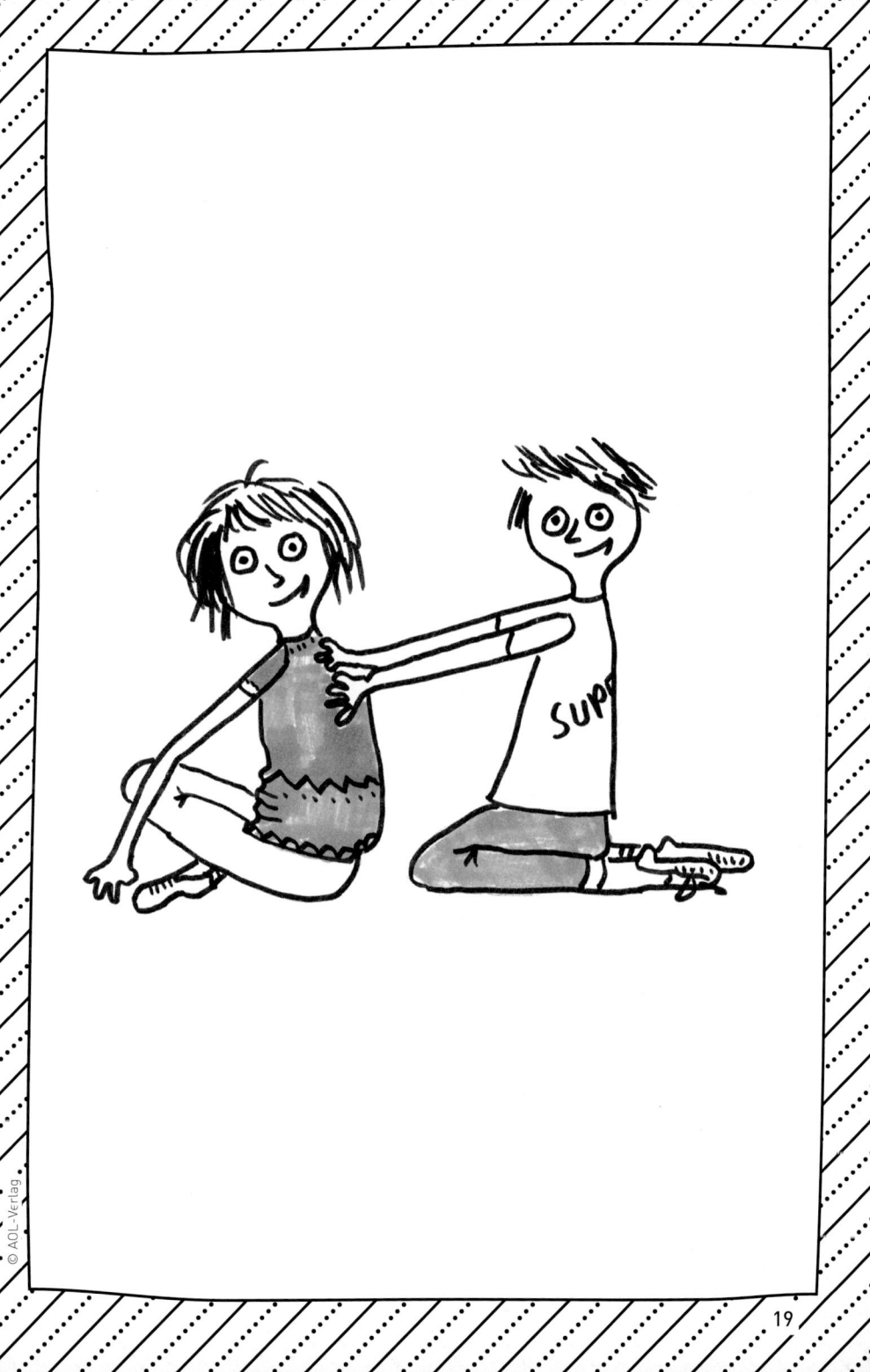

Wetterbericht (Partnerübung)

Suche dir einen Partner.

Stellt euch gut geerdet hintereinander.

Reibe deine Handflächen aneinander, bis sie warm sind.

Lege die gespreizten Fingerspitzen aneinander und spüre, wie das Qi pulsiert.

Lass nun deine Fingerkuppen wie unzählige Regentropfen über den Rücken deines Partners tanzen.

Beginne bei den Schultern.

Du kannst Stärke und Tempo der Tropfen ändern.

Lass einen Wind aufkommen und wische mit den Handflächen über den ganzen Rücken von oben nach unten.

Beim Gewitter formst du deine Hände zu lockeren Fäusten und klopfst vorsichtig über den Rücken deines Partners.

Vermeide dabei die Wirbelsäule!

Zum Abschluss lass den Regen wieder tröpfeln.

Gebt euch ein Feedback und tauscht danach die Rollen.

Tipp: Die Übung könnt ihr auch mit der ganzen Klasse im Kreis durchführen. Dreht euch den Rücken zu und stärkt euren Vordermann. Dabei wirst du gleichzeitig auch gestärkt!

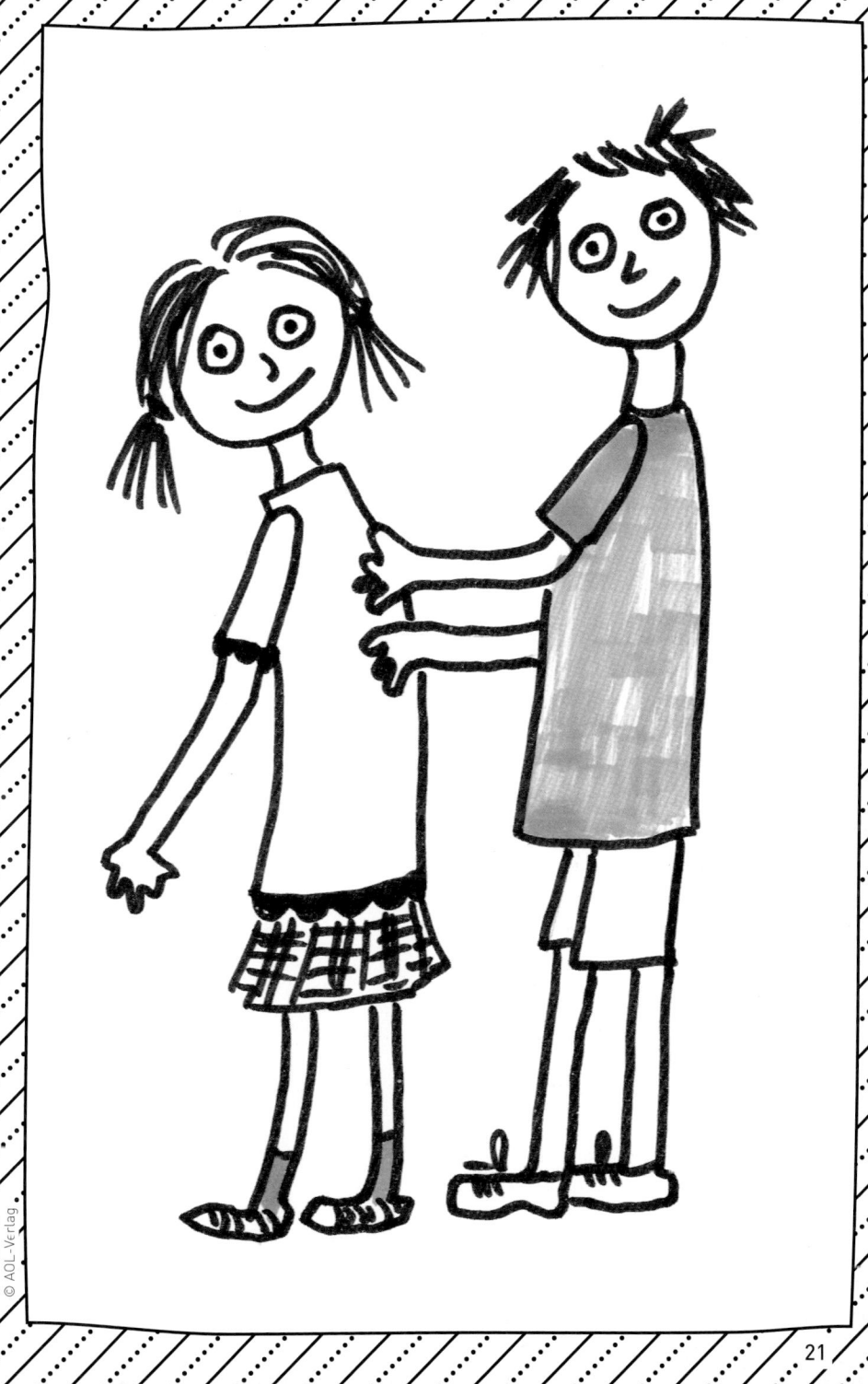

Rücken-Solo

Wenn du keinen Partner hast, der dir den Rücken stärkt,

kannst du das auch für dich selbst tun!

Erde dich gut und stehe wie ein Baum.

Reibe die Hände zum Anwärmen. Spüre das Kribbeln und

Pulsieren in den Fingerkuppen!

Forme nun leichte, unverkrampfte Fäuste und reibe deinen

unteren Rücken auf beiden Seiten der Wirbelsäule. Reibe

nicht zu fest, es darf auf keinen Fall wehtun, denn deine

Nieren liegen nur wenig geschützt ungefähr an dieser Stelle

des Rückens und dürfen nicht zu stark gedrückt werden.

Wippe dabei leicht in den Kniekehlen.

Lass nach etwa einer halben Minute die Hände sinken und

spüre das angenehme Kribbeln auf deinem Rücken.

Das Qi sprudelt nun und gibt dir Schwung, Energie und

Zuversicht!

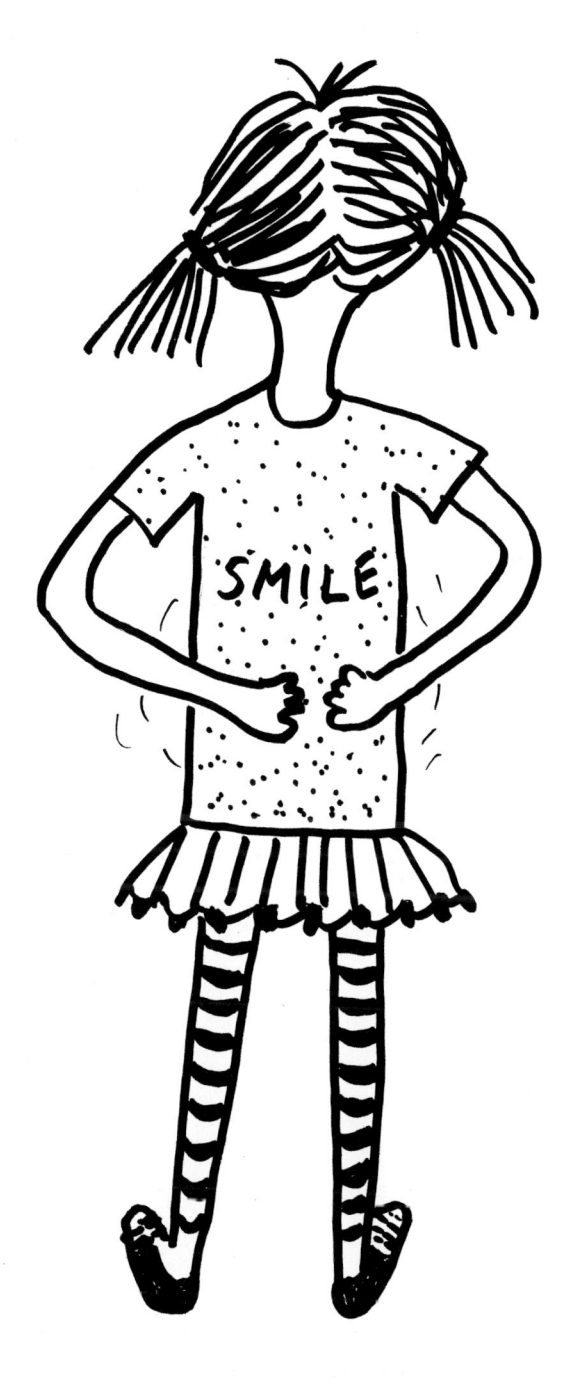

Kopfmassage: Guten-Morgen-Übung

Diese Übung kannst du eigentlich gleich nach dem Aufwachen im Bett machen. Auch zu Schulbeginn macht sie dich frisch für den Tag.

Kralle 3-mal deine Zehen und lass Wurzeln in die Erde wachsen. (Das geht auch im Liegen.)

Nun massiere dir den Kopf, als würdest du dir die Haare shampoonieren.

Es gibt einige besondere Wachmacher-Punkte: auf dem Scheitel und auf deiner Rückseite zwischen Hals- und Kopfansatz! Auf diesen Punkten kannst du beim Massieren einige Zeit verweilen.

Nach einer halben Minute Hände ausschütteln und das Gesicht „waschen". Lege die Hände auf deine Backen und reibe mit leichtem Druck auf und ab. Nun bist du munter für den Schulbeginn!

Tipp: Wenn du hellwach sein willst und klare Gedanken brauchst, massiere sanft kreisend deine Schläfenpunkte. Sie liegen etwa einen Fingerbreit neben deinen Augenbrauen.

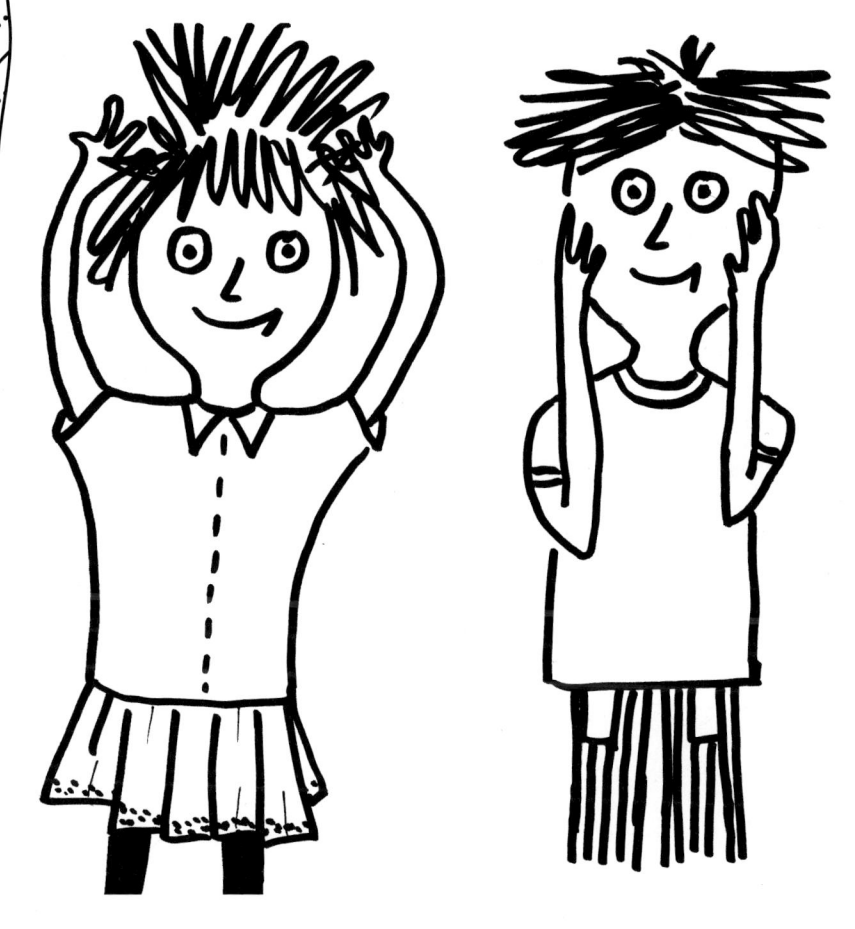

Das Jadekissen pflegen

Erde dich gut und stehe wie ein Baum.

Am Hinterkopf, zwischen Schädel und Ende der

Halswirbelsäule, liegt ein kostbarer Energiepunkt, den

die Chinesen als „Jadekissen" bezeichnen. (Jade ist ein

wertvoller grüner Halbedelstein.)

Wenn du diesen Punkt mit den Fingerkuppen deiner Hände

tüchtig reibst, fühlst du dich hinterher wie neu!

Du bekommst neuen Antrieb, etwas zu tun, deine

Konzentration ist wieder da, die Nerven beruhigen sich,

Müdigkeit verfliegt, und falls du Kopfschmerzen hast, gehen

sie weg!

Es gibt noch zwei weitere wichtige Punkte am Schädelrand.

Diese Energiepunkte liegen rechts und links oben neben der

Wirbelsäule.

Wenn du sie reibst, bekommst du einen klaren Kopf und

wache Augen!

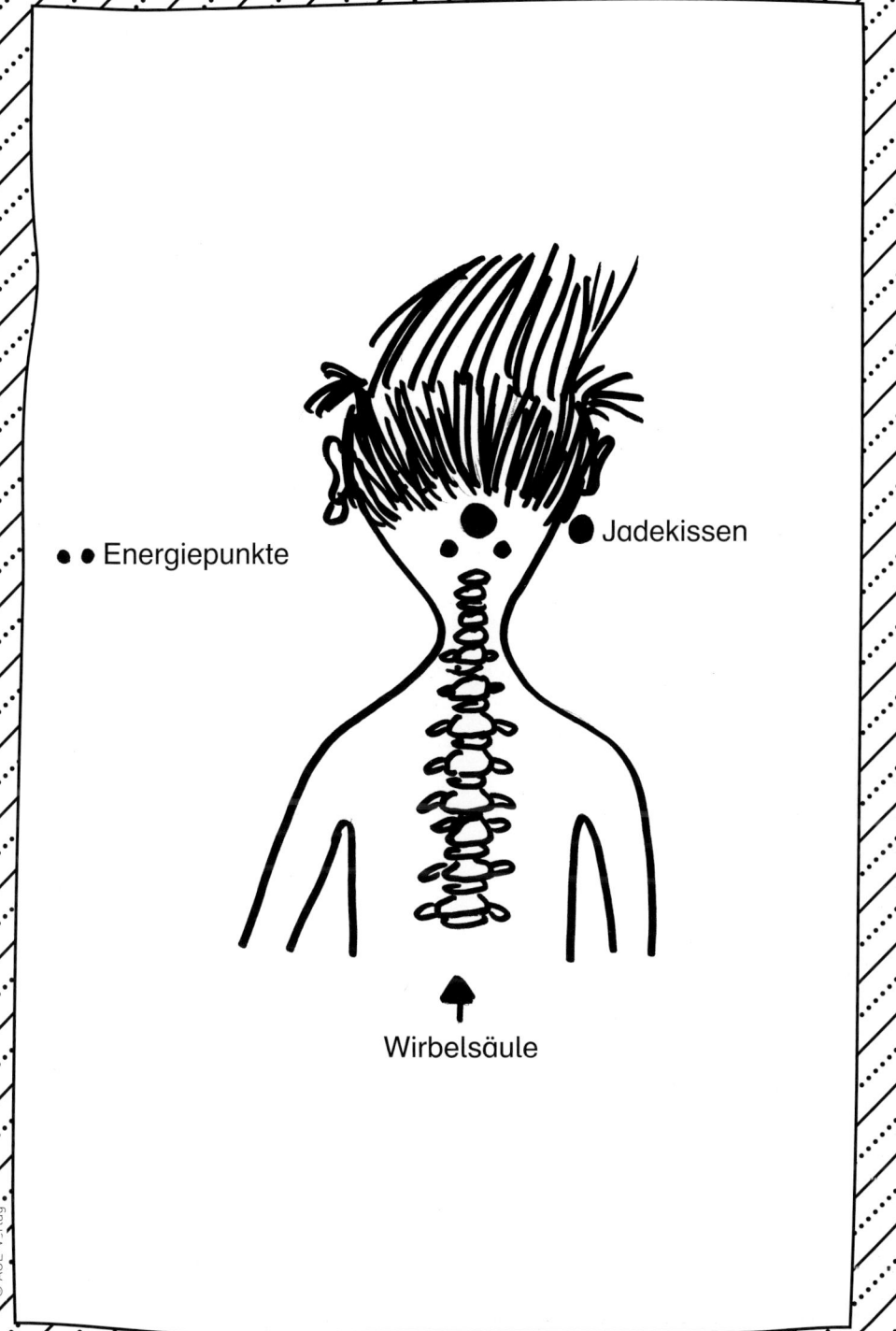

Energiepunkte

Jadekissen

Wirbelsäule

Schütteltanz – der optimale Muntermacher

10

Gehe in die Grundposition: Stelle die Füße schulterbreit nebeneinander, erde dich, kralle 3-mal die Zehen und lächle.

Deine Kniegelenke sind leicht gebeugt. Schultern und Arme lässt du locker hängen, damit Luft unter den Achselhöhlen herstreichen kann.

Wippe nun leicht in den Knien auf und ab, drücke dabei die Knie nie ganz durch.

Dabei schlenkern die Arme und Hände ganz von alleine automatisch mit.

Der Schütteltanz lässt das Qi in unseren Körper fließen und durchströmt alle inneren Organe. Das Gehirn wird erfrischt, es kann klar denken und ist lernbereit!

Nach etwa einer Minute still stehen und dem Fließen und Kribbeln nachspüren. Jetzt unbedingt Wasser trinken, dann bist du rundherum fit für den Unterricht!

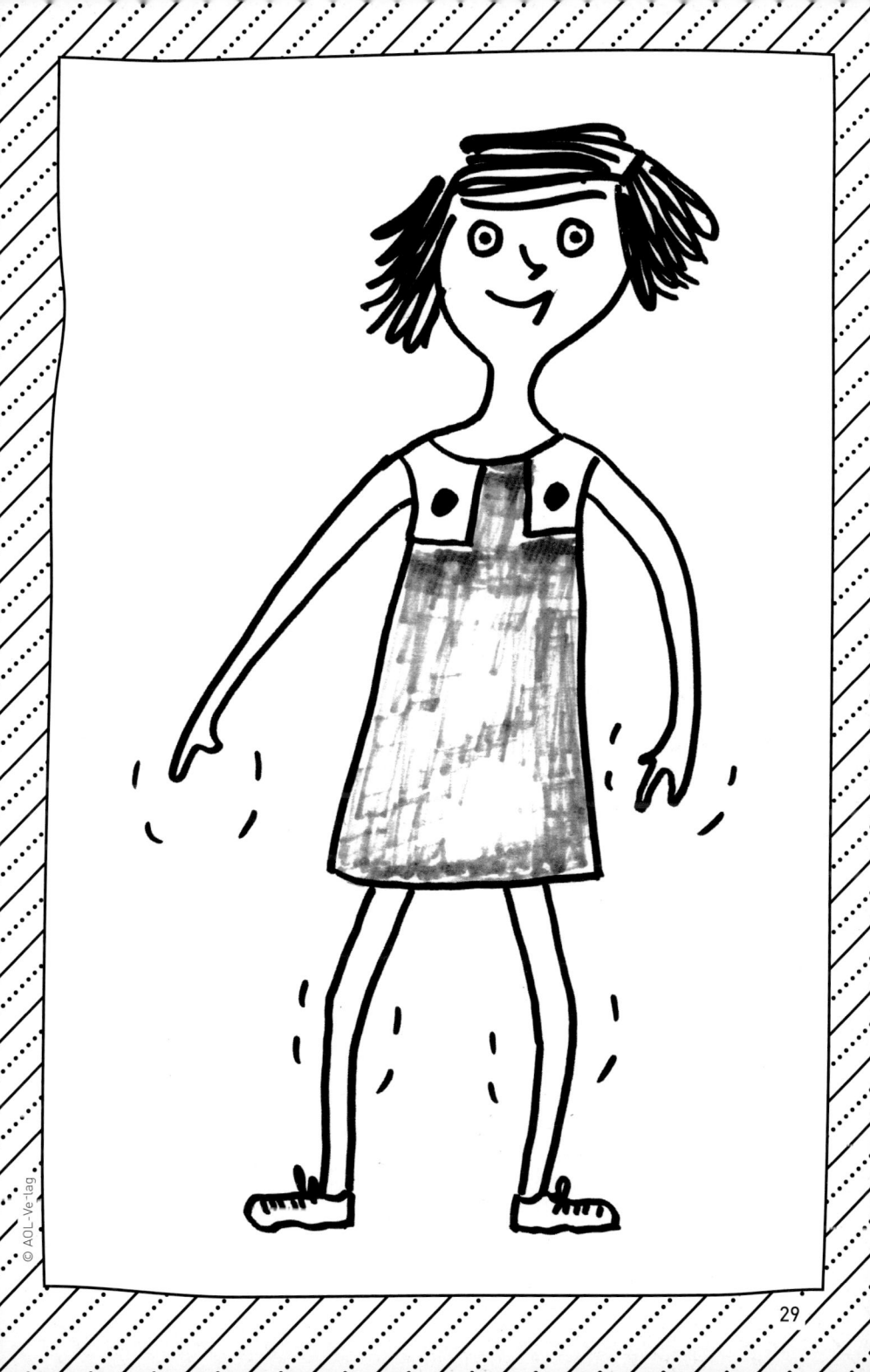

Hals lockern –
Schulter klopfen

11

Besonders wenn du viel schreiben musst, ist es angenehm, zwischendurch immer wieder deinen Hals und deine Schultern zu lockern.

Lege kurz deinen Stift hin. Stütze deinen linken Ellenbogen mit der rechten Hand ab, sodass deine linke Hand den obersten Halswirbel (er fühlt sich wie ein kleiner Buckel an) sanft massieren kann.

Wechsle nach einer kleinen Weile, sodass der rechte Ellenbogen mit der linken Hand gestützt wird, und die rechte Hand den Buckel massiert.

Wechsle 3-mal.

Zum Schluss klopfe dir rechts und links mehrmals auf die Schulter. Das macht frei und beweglich und gibt dir Energie, nicht nur für die nächste Schreibaufgabe.

Übrigens: Du kannst dir ruhig mehrmals am Tag anerkennend auf die Schulter klopfen. Das macht dich selbstbewusst!

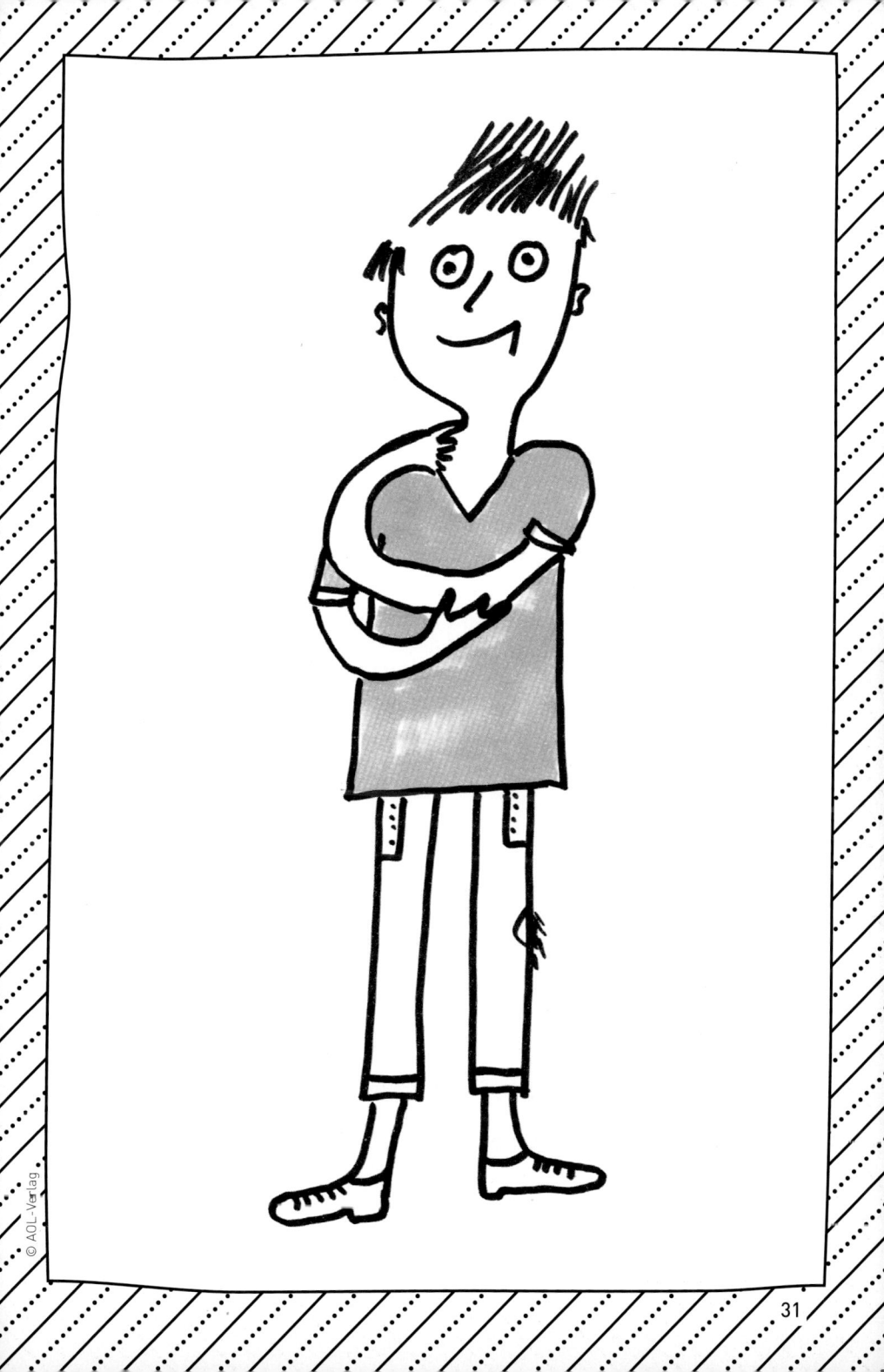

Palast des Hörens

12

„Palast des Hörens" nennen die Chinesen einen kleinen Knorpel vor dem Ohreingang.

Wenn du ihn sanft reibst, bekommst du einen klaren Kopf.

Das ist zum Beispiel sehr hilfreich im Mathematikunterricht oder wann immer du ein Problem lösen sollst!

Wenn du dein Hören, Zuhören und deine Aufmerksamkeit unterstützen willst, streiche beide Ohren aus und knete sie dann mit beiden Händen kräftig durch.

Beginne mit dem oberen Rand und drücke in kleinen Schritten den Rand der Ohrmuschel entlang abwärts bis zum Ohrläppchen. Nun kannst du dir selber – vorsichtig – die Ohren lang ziehen. Ziehe anschließend die Ohrmuschel weit auseinander.

Du darfst dein Ohr auch ruhig knicken und falten, es darf nur nie wehtun!

Wenn du genug massiert hast, streiche beide Ohren wieder glatt. Nun sind sie warm und kribbeln. Du wirst staunen, wie gut das Hören jetzt wieder klappt!

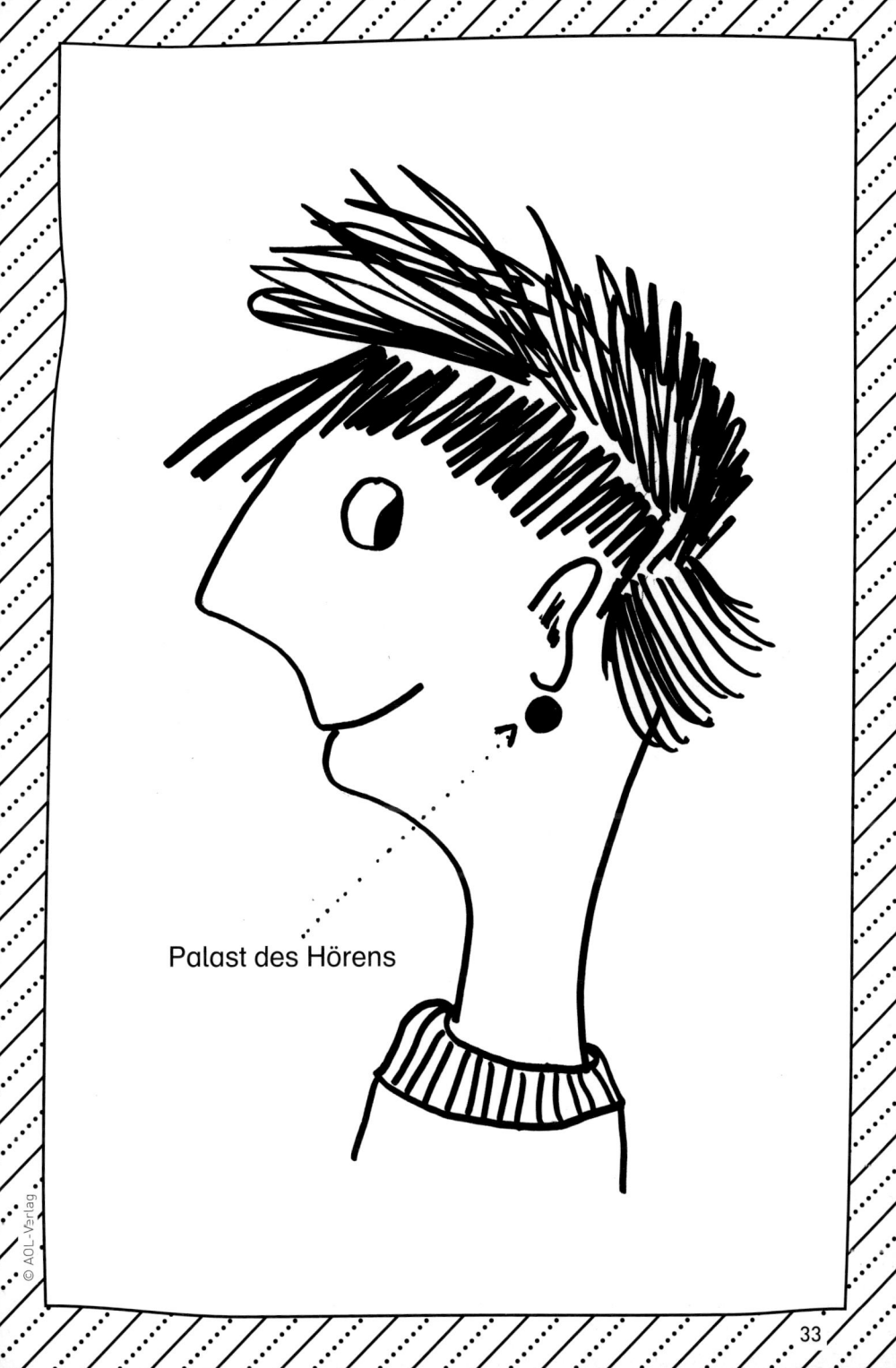

Palast des Hörens

Nasenpunkte und das „Dritte Auge"

13

Ein Gesichtspunkt, den die Chinesen das „Dritte Auge" nennen, hilft dir ganz fantastisch, deine Augen munter zu bekommen!

Wenn deine Augen vom langen Lesen oder Schreiben müde sind, massierst du einfach dein „Drittes Auge"!

Es liegt auf der Stirn zwischen deinen Augenbrauen, oberhalb der Nase.

Wenn du diesen Punkt ganz sanft mit dem Mittelfinger etwa eine Minute lang massierst, verliert sich deine Augen-Müdigkeit im Nu! Diese einfache Massage hilft auch bei Kopfschmerzen.

Wenn dir der Kopf schwer ist vom Schnupfen oder einer Erkältung, kannst du zusätzlich zwei Punkte rechts und links neben deinen Nasenflügeln reiben.

Sie machen dir die Nase freier und stärken deine Abwehrkräfte.

Eine Minute lang beide Punkte mit den Mittelfingern leicht massieren, also kreisend streichen.

Wasser trinken nicht vergessen!

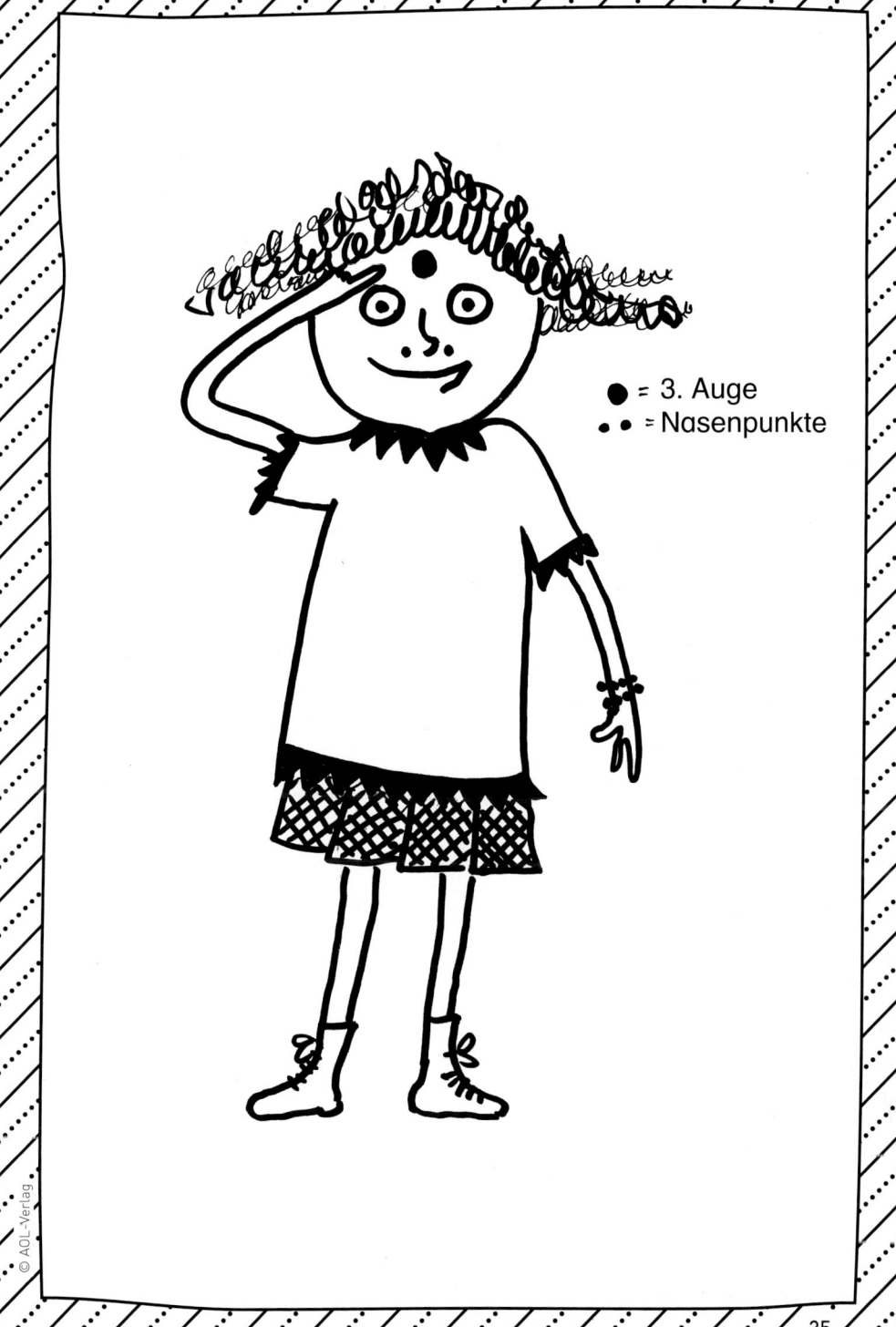

● = 3. Auge
●● = Nasenpunkte

Augenpunkte stärken

14

Am Kopf sind all unsere Sinne (hören, sehen, riechen, schmecken, fühlen, denken) versammelt, denn wir sehen nicht mit den Füßen, wir hören nicht mit dem Bauch und wir schmecken nicht mit dem Knie!

Deshalb befinden sich so viele Qi-Gong-Energiepunkte an unserem Kopf.

Bei dieser Übung geht es darum, die Augen zu erholen und zu stärken.

Schließe die Augen und lege deine Hände darauf. In der Dunkelheit und Ruhe beginnt schon die Entspannung.

Nun massierst du ganz leicht nacheinander die Augenpunkte, die von innen nach außen am knöchernen Augenhöhlenrand liegen. Bleibe ruhig mehrere Sekunden an einem Punkt, bevor du zum nächsten gehst. Du kannst auch leicht über den knöchernen Rand um die Augen klopfen.

Übe, solange es dir guttut.

Wenn du die Augen nach der Übung öffnest, wirst du merken, wie frisch und klar du wieder in die Welt schaust!

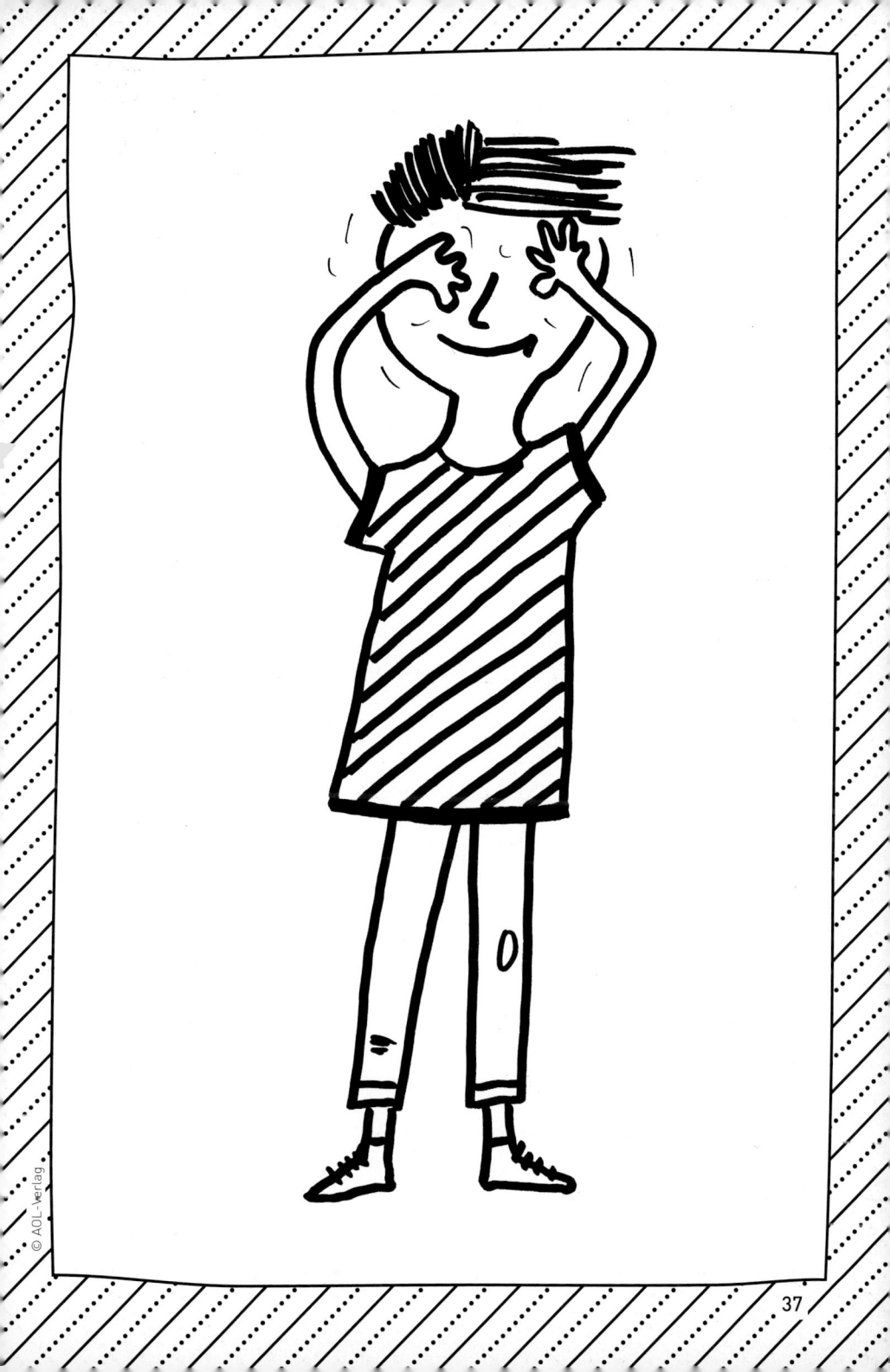

Schwimmhäute aktivieren

15

Nicht jede Unterrichtsstunde kann eine Sportstunde sein, in der wir unseren Körper kräftig bewegen.

Manchmal führen auch kleine Bewegungen zu einem ebenso erfrischenden und gesunden Ergebnis wie große Wettläufe oder Purzelbäume!

Die weiche Haut zwischen unseren Fingern ist zwar nicht so breit ausgebildet wie bei Schwimmvögeln wie Enten oder Gänsen. Doch mit ein wenig Fantasie können wir sie auch als „Schwimmhäute" bezeichnen.

Schiebe nun flott beide Hände in der Lücke zwischen Daumen und Zeigefinger ineinander – mindestens 36-mal.

Du wirst eine erfrischende Wirkung spüren, fast wie bei einem Hundertmeter-Lauf!

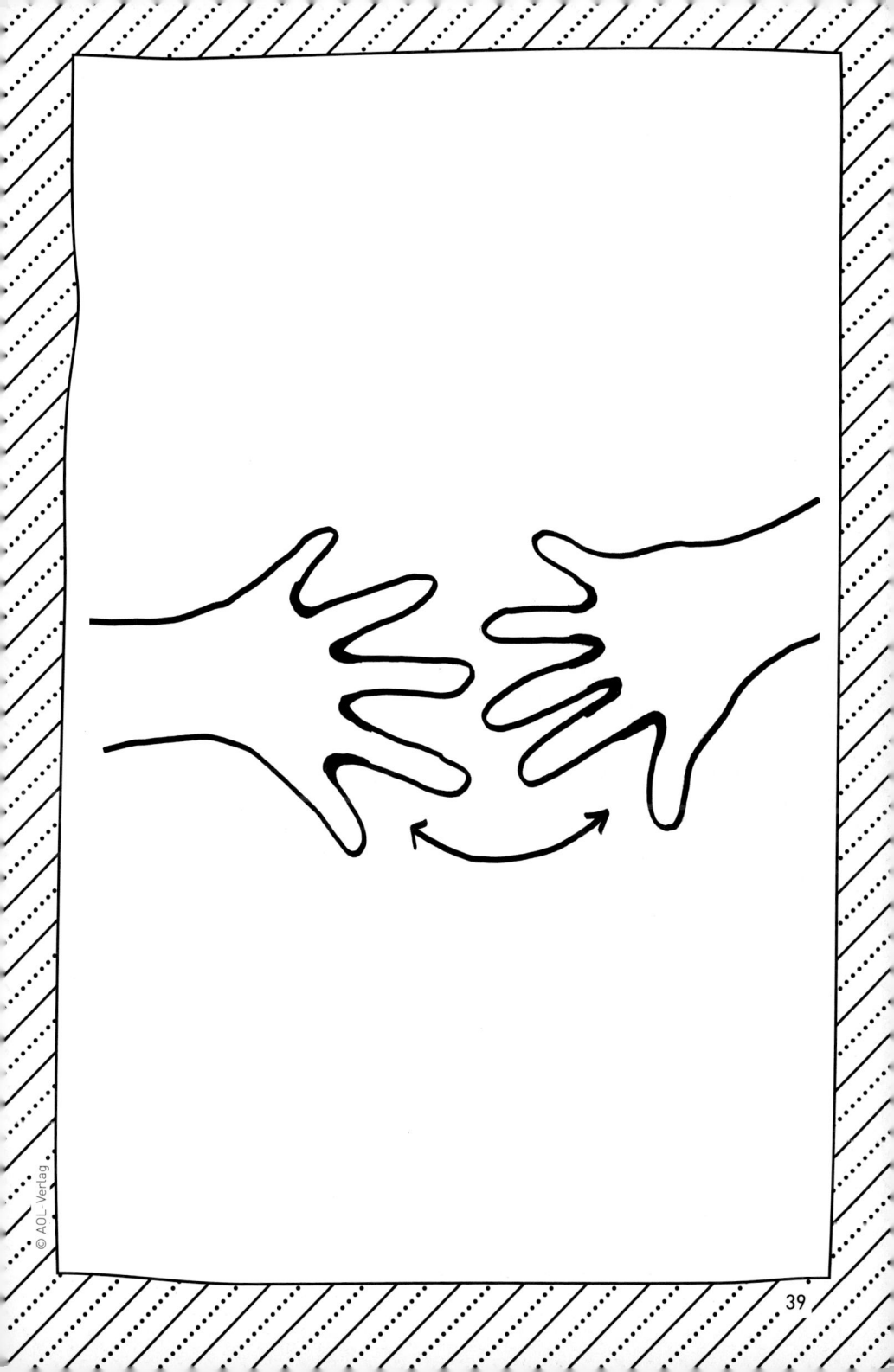

Handgelenke lockern

16

Wenn sich deine Hand verkrampft, wenn du zum Beispiel

einen langen Text schreiben musst, erlaube dir einfach eine

kleine Pause!

Umschließe das Handgelenk der einen Hand mit dem

Mittelfinger und Daumen der anderen Hand wie in einem

Ring. Drehe nun das Handgelenk in dem Ring hin und her,

mindestens 16-mal. Schüttle anschließend das Handgelenk

vorsichtig nach hinten und vorne aus.

Dann kommt die andere Hand dran. Lockere sie auf die

gleiche Weise – dann geht das Schreiben wieder wie

geschmiert!

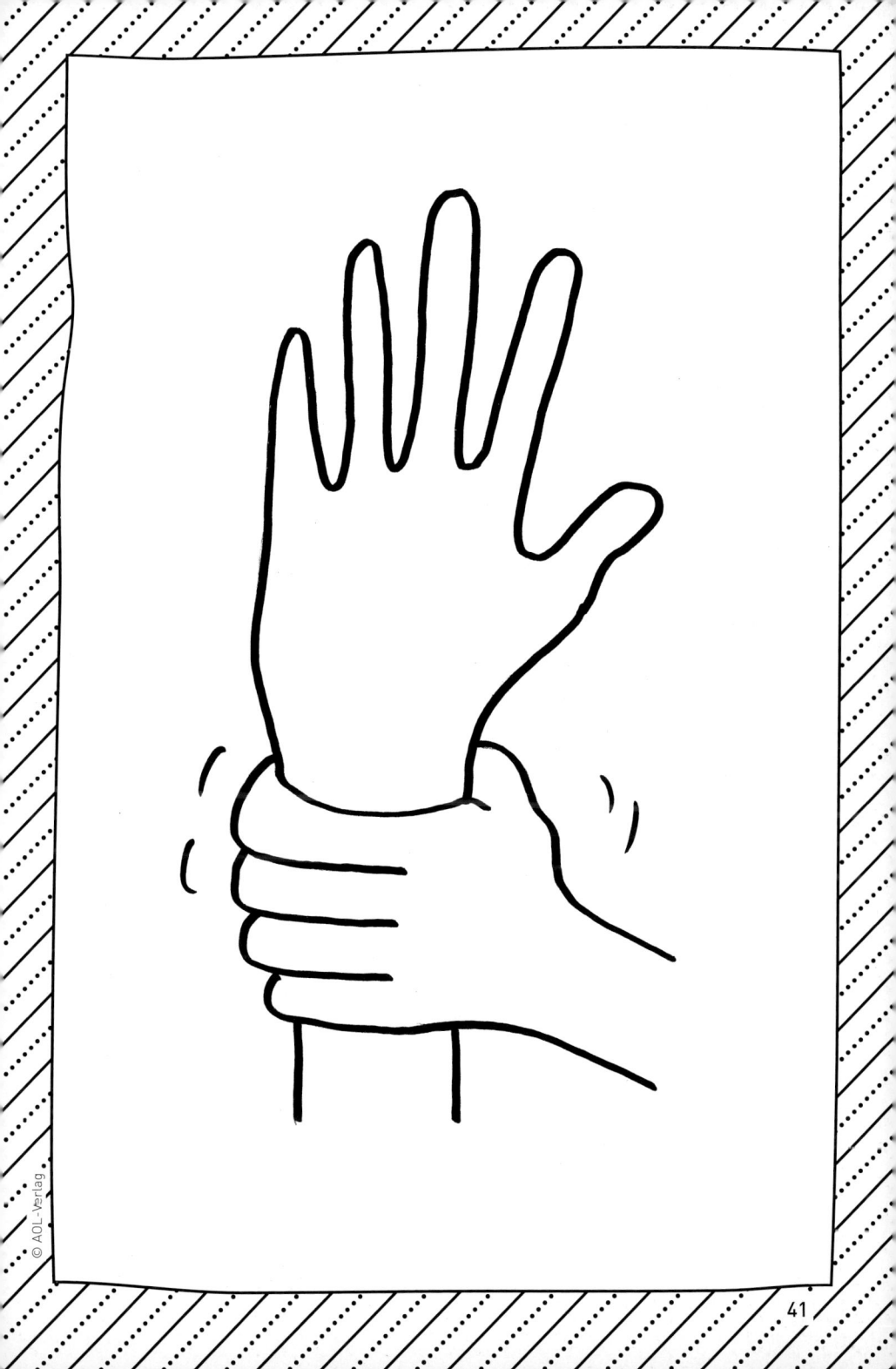

Handmittelpunkt: ein toller Motor!

17

Wenn du ganz schnell viel Energie für eine Aufgabe brauchst, sei es im Sport, im Schnellrechnen oder bei einem Wettspiel, gibt es einen wichtigen Punkt mitten in der Hand, der dich antreibt wie ein frisch gestarteter Motor!

Der Punkt liegt innen in der Mitte der Handfläche. Wenn du die Hand ein wenig schließt, liegt er wie in einer Mulde in der Mitte deiner Hand. Reibe ihn kreisend 24-mal mit dem Mittelfinger der anderen Hand. Du darfst ein wenig Druck ausüben.

Dann die Hände ausschütteln und wechseln.

Du wirst staunen, wie fit du für die Aufgabe bist, die du tun sollst!

Wasser trinken nicht vergessen!

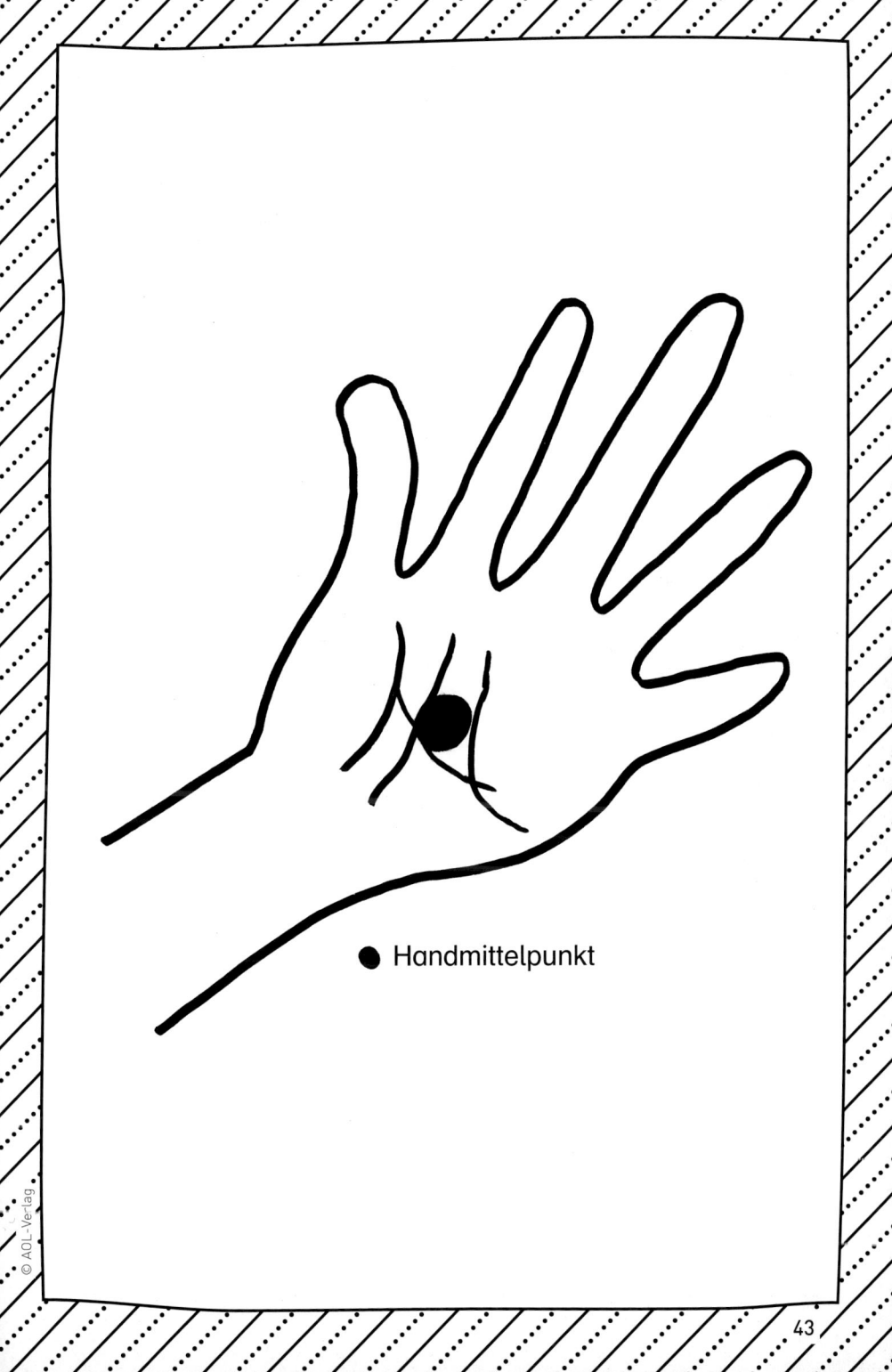

● Handmittelpunkt

Mein Gartenzaun schützt mich

18

Manchmal möchtest du nicht, dass dir ein Mensch zu nahe kommt. Du willst einfach in Ruhe gelassen werden. Dann hilft dir diese Übung, dass ein anderer Mensch diesen Abstand zu dir respektiert.

Gehe in die Grundposition: Stelle die Füße schulterbreit nebeneinander, erde dich, kralle 3-mal die Zehen und lächle. Die Kniekehlen sind leicht eingeknickt.

Stelle dir nun vor, dass du einen niedrigen Gartenzaun um dich herum gebaut hast und du darin wie in einem Gärtchen stehst. Du kannst mit deinen Armen eine kreisförmige Bewegung um dich herum machen, als wolltest du deinen Zaun zeigen.

Dieser Zaun ist wie eine Grenze für die anderen Menschen um dich herum. Sie dürfen ihn nicht überschreiten und dir zu nahe kommen, wenn du das nicht willst. Natürlich sehen die anderen den Zaun nicht, es gibt ihn ja nur in deiner Vorstellung. Aber wenn du nicht willst, dass dir jemand zu nahe kommt, sagst du: „Ich möchte nicht, dass du mir so nahe kommst."

Wenn du wieder Kontakt zu anderen haben möchtest, brauchst du dir nur vorzustellen, wie du das Gartentürchen öffnest.

Es gibt Situationen, in denen du dich von anderen bedrängt fühlst oder von anderen geärgert wirst.

Dann schließe mit einer Handbewegung dein Gartentürchen oder stelle dir das vor.

Du wirst sehen, es hilft, dass dein Wunsch respektiert wird!

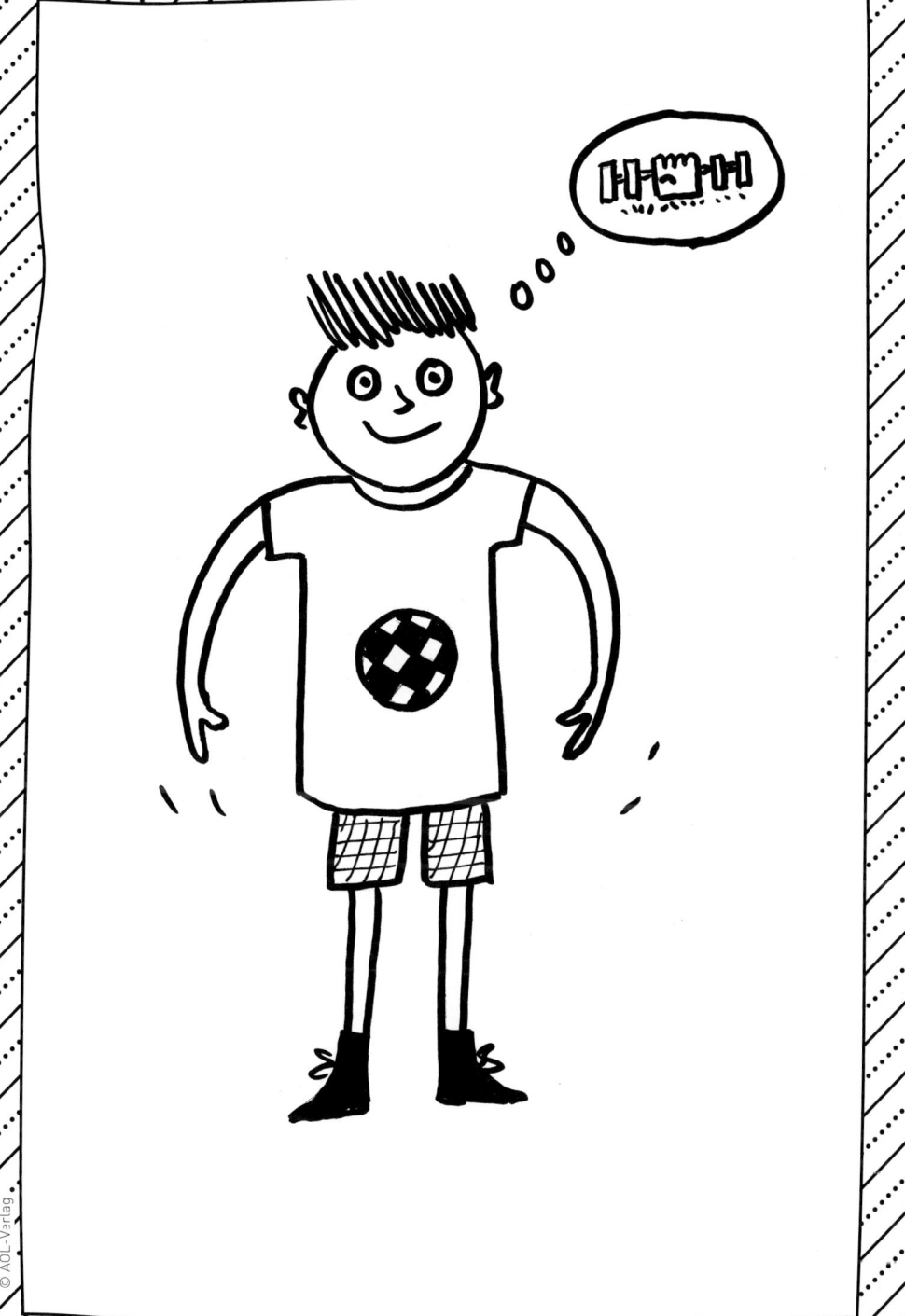

Lichtdusche

19

Stelle dich gut geerdet auf den Boden. Die Füße stehen schulterbreit auseinander.

Lächle und mache deinen Kopf frei von schweren Gedanken. Breite nun die Arme aus, als wolltest du die Welt umarmen! Hebe die Arme langsam in einem großen Bogen nach oben und atme dabei ein.

Bewege die Hände dabei wie Schaufeln, die das gute Qi aus der Natur einsammeln wollen, bis über deinen Kopf (das ist dein Himmelstor). Die Fingerspitzen berühren sich so weit das geht, die Handflächen sind nach oben zum Himmel gekippt, die Arme sind gestreckt.

Schaue durch einen Spalt in den Fingern kurz hoch zum Himmel und bewege die Hände dann wieder langsam nach unten.

Die Finger stehen zueinander, als würden sie das Qi Stück für Stück in deinen Körper drücken.

Atme langsam wieder aus dabei.

Auf der Höhe deines Hosenbundes löse die Hände voneinander und schiebe mit einer kräftigen Handbewegung nach unten das verbrauchte Qi aus deinem Körper hinaus.

Du kannst dir dieses fließende Qi wie eine Dusche aus weißem Licht vorstellen. Das weiße Licht fließt von oben durch deinen Körper und spült alles Verbrauchte, Lästige, Unangenehme durch die Füße hinaus.

Du fühlst dich ganz in weißes Licht gehüllt.

Genieße diese Dusche und wiederhole die Armbewegungen dazu mindestens 3-mal.

Spüre hinterher, wie gestärkt und selbstbewusst du dich nun fühlst!

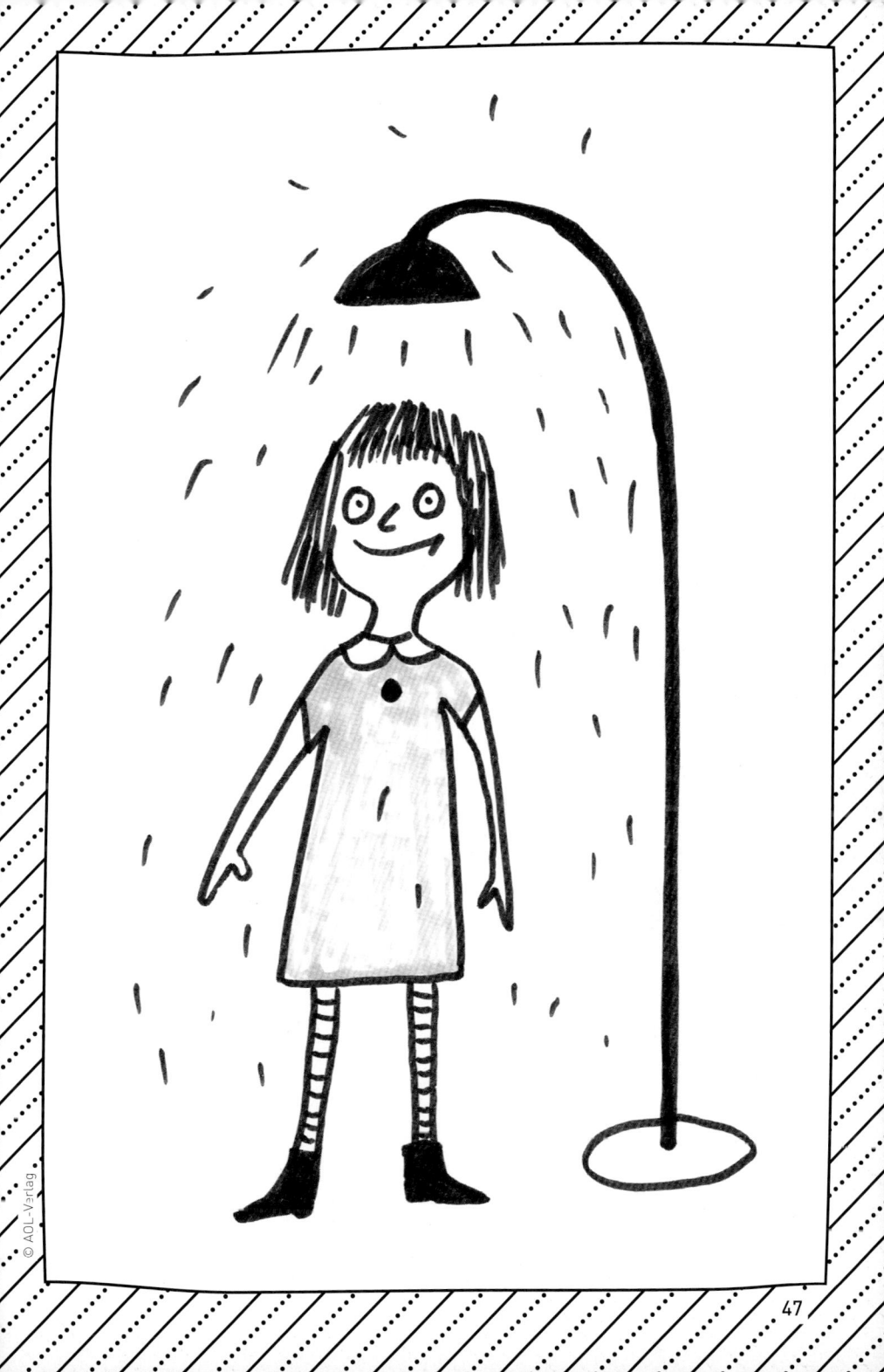

Krönchen-Übung

Du stehst fest verwurzelt auf der Erde. Die Wirbelsäule ist aufgerichtet, dein Himmelstor zeigt nach oben. Dein Blick ist geradeaus gerichtet, die Schultern und Arme lässt du ganz entspannt hängen, damit etwas Luft unter den Achselhöhlen herstreichen kann.

Stelle dir nun vor, dass du dein ganz persönliches Krönchen auf dem Kopf trägst. Es macht dich kostbar und einmalig. Mit diesem Krönchen auf dem Kopf, das für andere unsichtbar ist, kannst du alle Aufgaben und Herausforderungen selbstbewusst und stolz anpacken.

Um diese stolze, würdige Haltung zu üben, gehe ein paar Schritte durch den Raum und schaue andere Kinder lächelnd an. Aber Vorsicht! Das Krönchen darf nicht hinunterfallen – also den Kopf nicht beugen oder überstrecken!

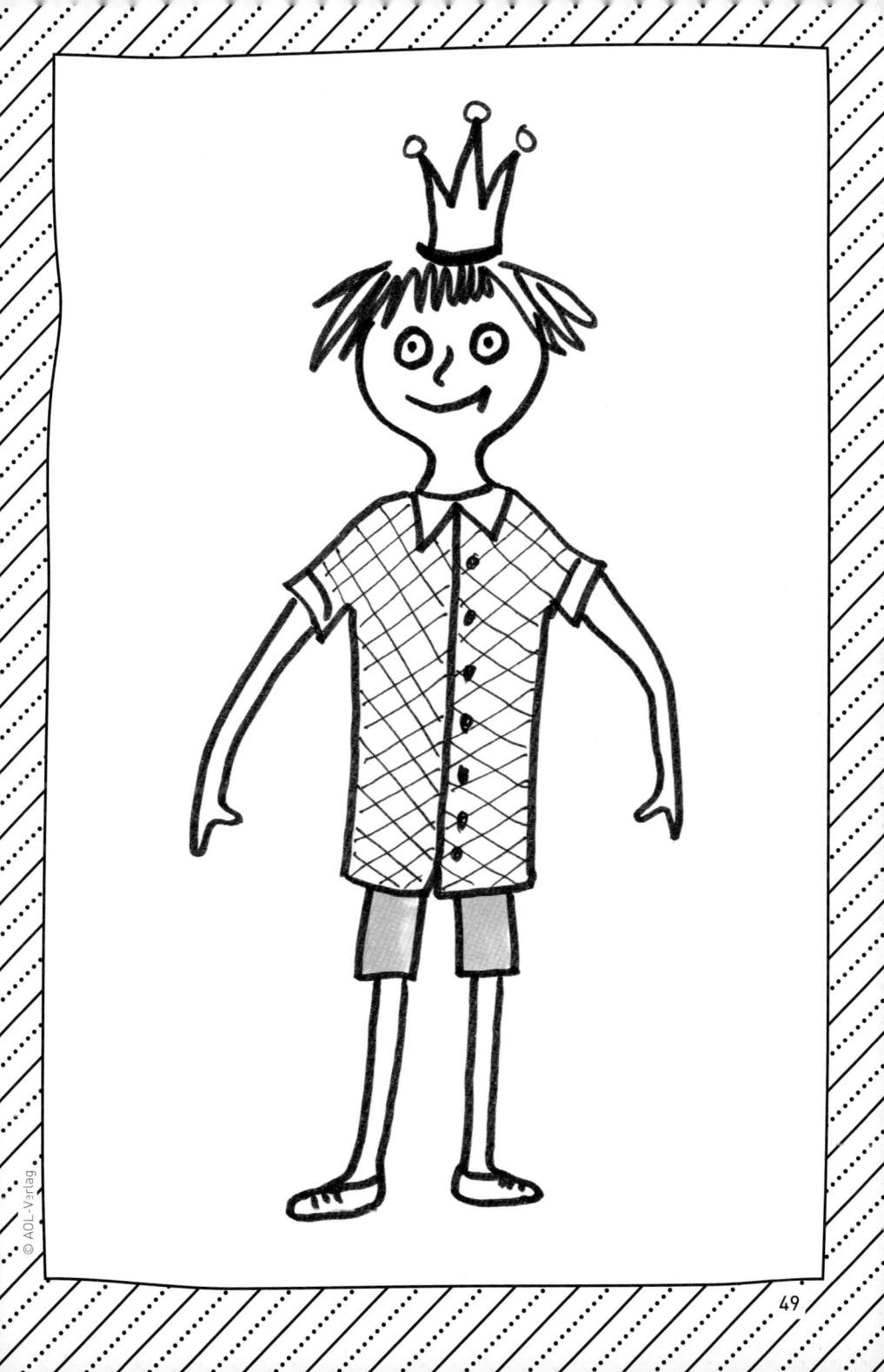

Schreiten wie ein Kranich

21

Die „sprudelnde Quelle" ist ein Energiepunkt, der am vorderen Teil der Fußsohle liegt. Es ist der tiefste Punkt unseres Körpers.

Beim Laufen wird dieser Punkt ständig massiert, weshalb das Laufen so gesund ist.

Wenn wir diesen Punkt bewusst aktivieren wollen, um uns rasch mit Energie aufzufüllen, schreiten wir wie ein Kranich: Sehr langsam setzt du die Ferse nach einem großen Schritt auf den Boden auf und rollst langsam die Fußsohle ab. Dabei lenkst du deine Aufmerksamkeit auf die „sprudelnde Quelle".

Nun schreitest du mit dem anderen Fuß genauso langsam voran. Das sieht ein bisschen aus wie ein „Storch im Salat" oder als würde man ein Video in Zeitlupe drehen.

Einmal quer über den Schulhof oder durch das Klassenzimmer schreiten und du bist fit und erholt!

Wenn Kinder aus anderen Klassen lachen, lächle und zeige ihnen, was für tolle Qi-Gong-Übungen du schon kannst!

© AOL-Verlag

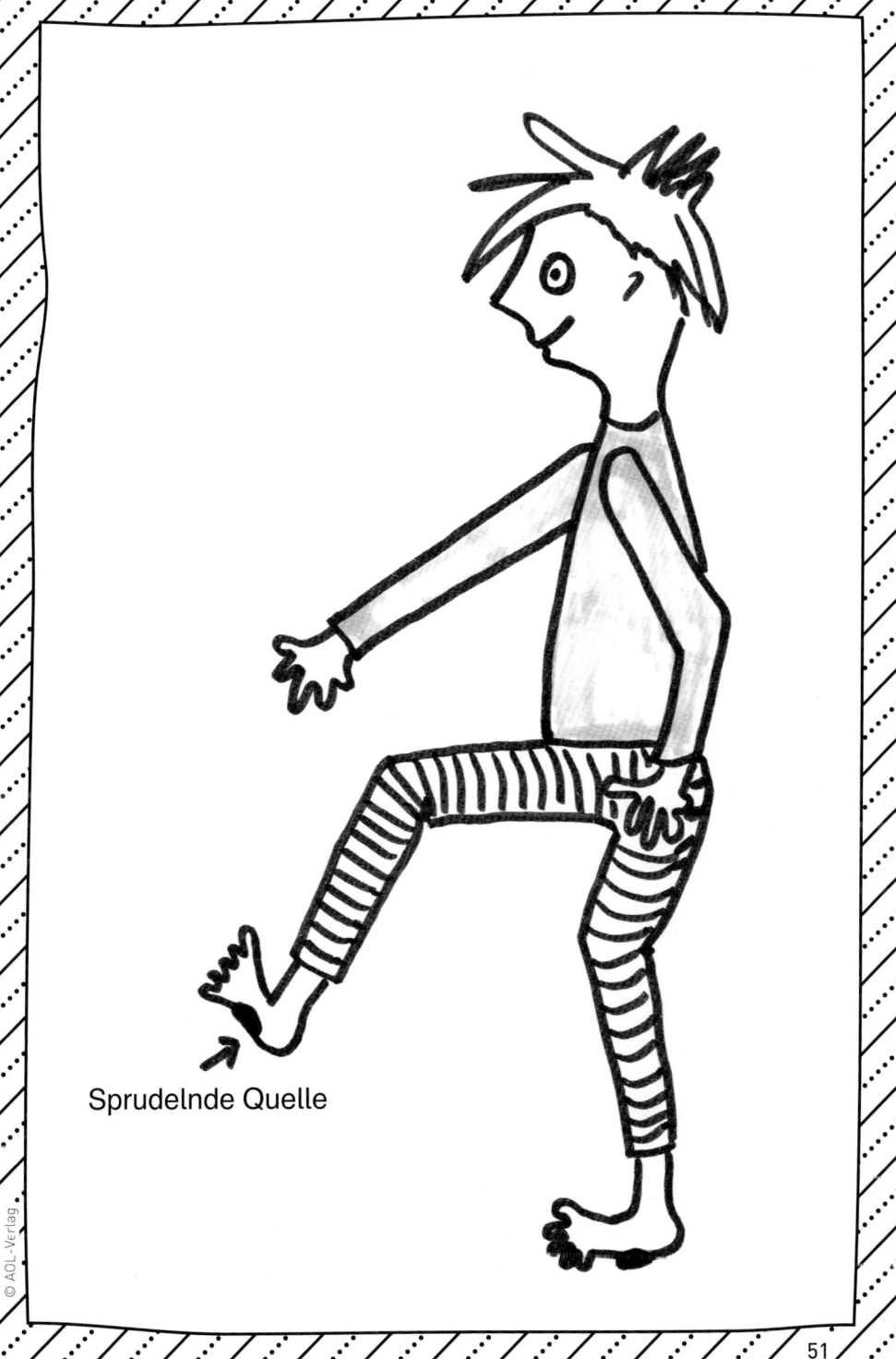

Sprudelnde Quelle

Trinken wie ein Kranich

Wenn du an deinem Schultisch sitzt und merkst, wie du beim Schreiben, Rechnen, Lesen oder Zeichnen steif und verkrampft wirst, gibt es eine Übung, die dich im Sitzen wieder munter und beweglich macht. Sie heißt: Trinken wie ein Kranich.

Hast du schon einmal beobachtet, wie Vögel trinken? Sie neigen den Kopf nach vorne, der Schnabel taucht ins Wasser, dann zieht er sich zurück und lässt das Wasser in den Hals laufen. Das geschieht in einer Kreisbewegung. Unser Schnabel ist jetzt das Kinn. Du schiebst das Kinn leicht nach vorne und oben, dann führst du es in einem Kreisbogen nach unten, bis es die Brust berührt. Nun ziehst du es die Brust entlang Wirbel für Wirbel nach oben, bis der Hals wieder aufgerichtet ist. Erst dann schiebst du das Kinn wieder nach vorne und beginnst den Kreis erneut. Mache diese Übung 6-mal.

Und danach: Echtes Wasser trinken!

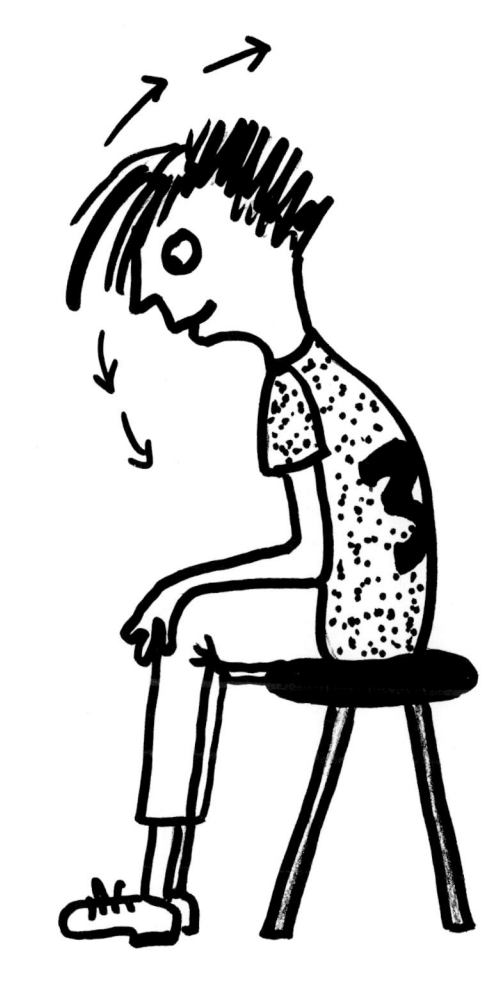

Finger kneten, Zorn vertreiben

23

Manchmal musst du im Unterricht warten. Warten, bis alle an ihrem Platz sitzen, den Platz aufgeräumt, die Hausaufgaben notiert haben, warten, bis jeder sein Arbeitsblatt bekommen hat, usw.

Diese Zeit kannst du nutzen, um deine Finger zu kneten. Erst die eine Hand, dann die andere.

Du drückst von der Mitte des Fingers leicht knetend bis zur Fingerspitze vor, jeden Finger nacheinander.

Das belebt nicht nur, das vertreibt auch ungute Gefühle, denn nach der Vorstellung der Chinesen werden Angst, Zorn, Ärger/Ungeduld, Traurigkeit und Sorgen je einem Finger zugeordnet.

Durch das Kneten drücken wir diese unangenehmen Gefühle aus dem Körper fort.

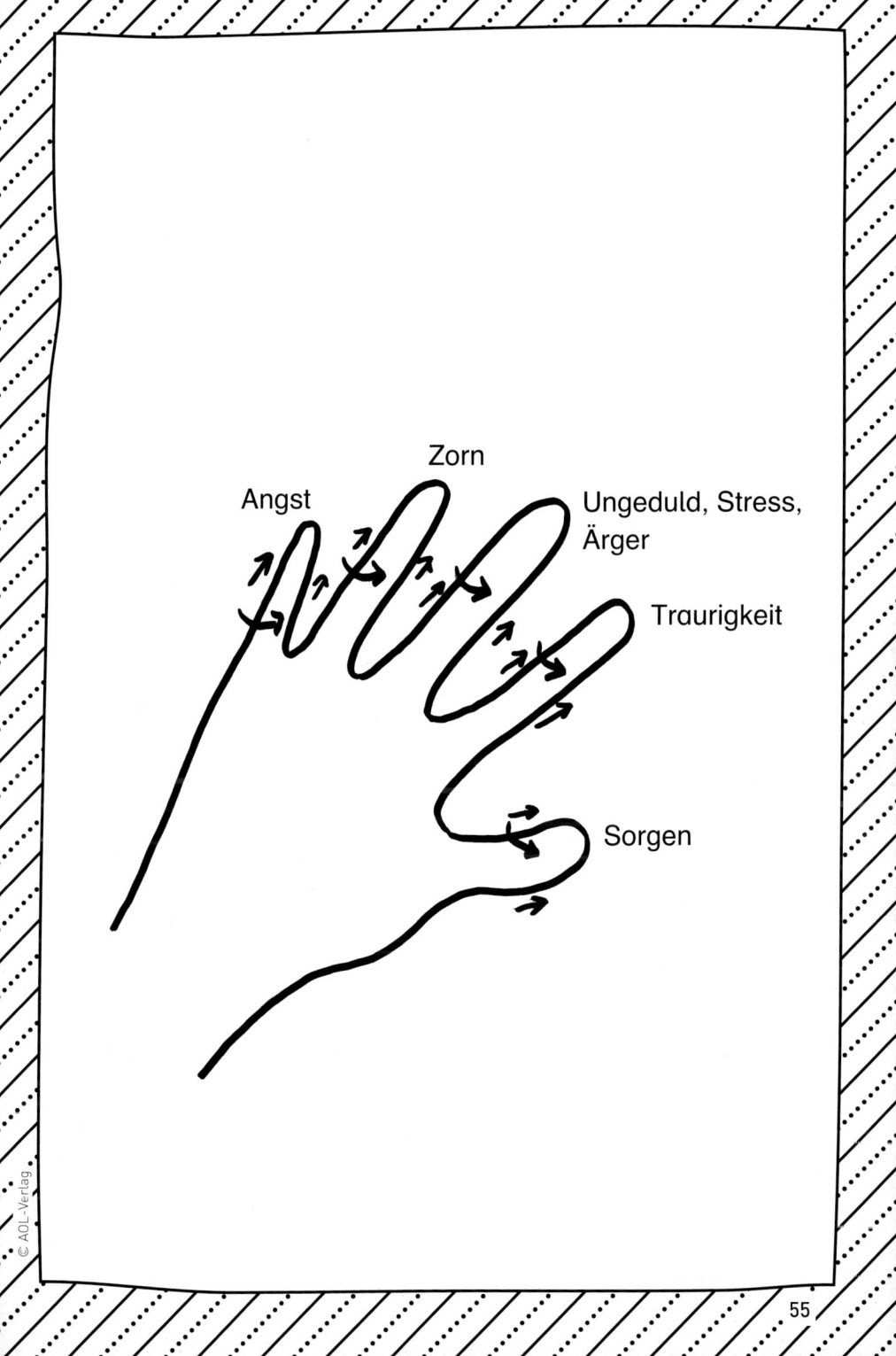

Meister Wangs Fingerspiele

24

Wenn deine Hände vom vielen Schreiben müde oder verkrampft sind, lass sie miteinander spielen. Das löst die Verspannung und lässt das Qi wieder fließen:

Lege dazu die Hände wie zum Gebet aufeinander und spreize die Finger.

Beginne mit den kleinen Fingern. Während alle anderen Finger ruhig und unbeweglich aufeinanderliegen, tanzen nun die kleinen Finger rechts und links aneinander vorbei. Das tun sie 32-mal!

Nacheinander kommen dann alle anderen Fingerpaare dran. Jedes Paar tanzt jeweils 32-mal umeinander.

Nicht vergessen: Während die beiden Finger, die gerade tanzen, aktiv sind, bleiben die anderen Finger ruhig aufeinanderliegen.

Nach dieser Übung kannst du wieder konzentriert weiterschreiben!

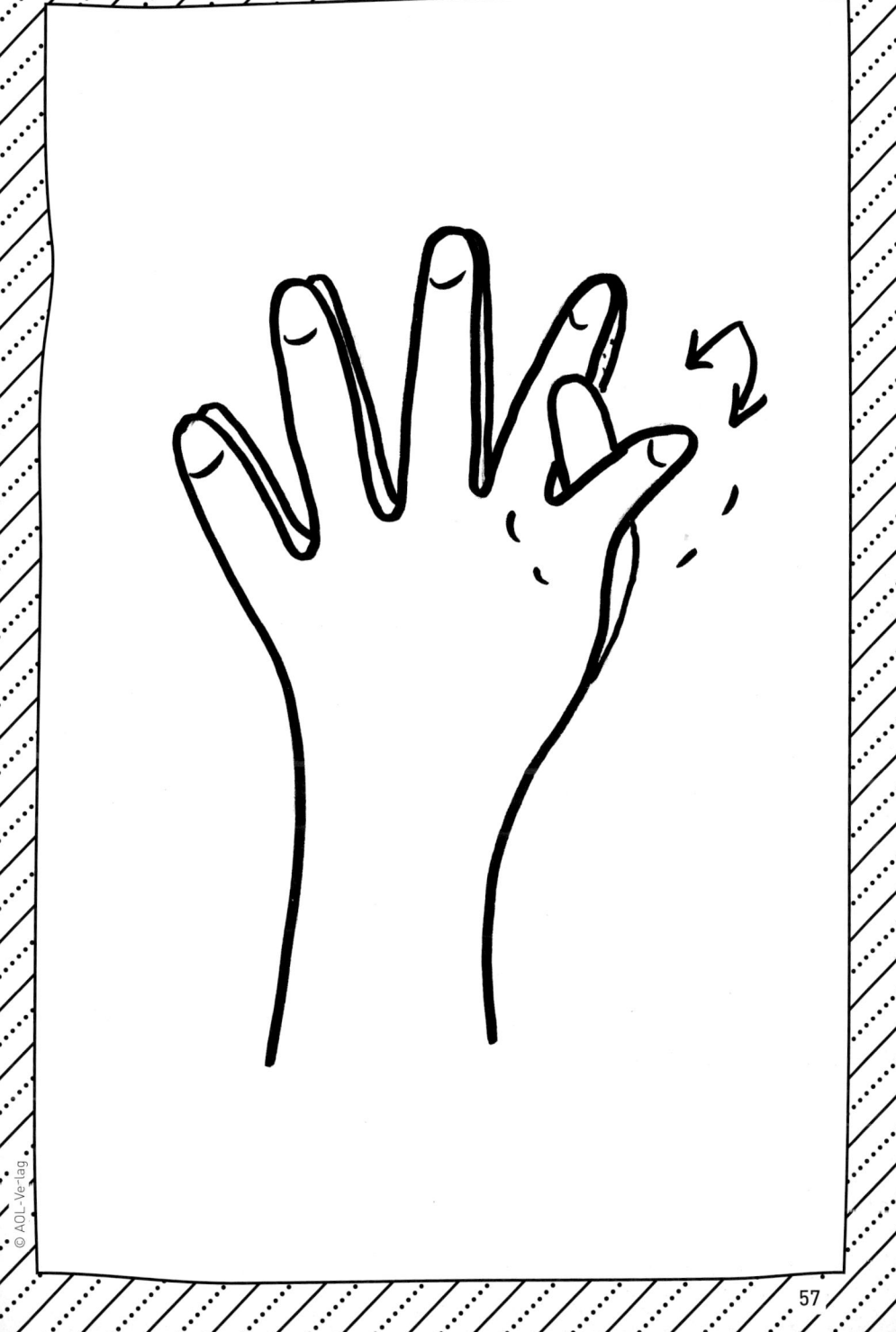

Erfrorene Hände wärmen (Partnerübung)

25

Manchmal erlebt man eine Übung viel entspannter und wohltuender, wenn ein Partner mitmacht!

Suche dir einen Partner. Achtet darauf, dass ihr beide geerdet seid, auch wenn ihr die Übung im Sitzen macht. Sprecht nicht miteinander, sondern lächelt euch entspannt an.

Nimm nun die rechte Hand deines Partners und stelle dir vor, sie wäre eisig kalt und du sollst sie erwärmen. Knete die Hand ganz behutsam, streiche über die Handfläche, massiere leicht den Handmittelpunkt, den Motor für Energie! Du kannst auch jeden einzelnen Finger kneten, streichen, drücken und dehnen. Spiele mit der Hand, aber nie so fest, dass es wehtut. Beachte auch den Handrücken und die Knöchel und vielleicht auch die Schwimmhäutchen zwischen den Fingern.

Nach einer Minute wird gewechselt.

Danach Wasser trinken nicht vergessen.

Gebt euch ein Feedback: Wie hast du dich gefühlt als Masseur oder als Empfänger mit der kalten Hand?

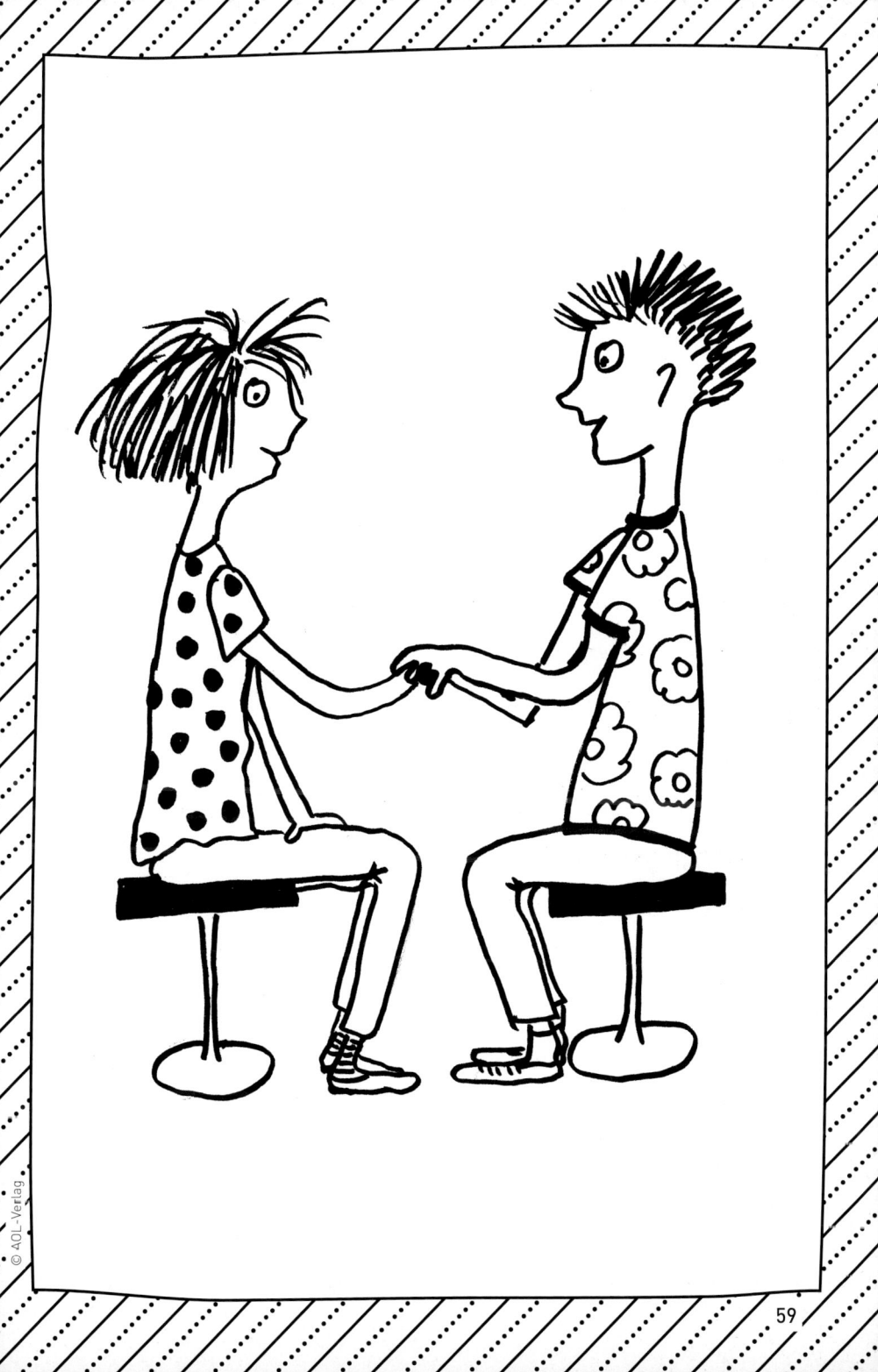

Fingerspitzen-Konzentration

26

Es gibt viele verschiedene Qi-Gong-Übungen, die dir helfen, deine Konzentration zu verbessern, Energie zurückzugewinnen oder dich zu entspannen, sodass Ängste und Sorgen verschwinden!

Es ist ganz natürlich, wenn du eine Übung für dich besser findest als eine andere. Übe nur das, was dir Spaß macht und wo du einen Erfolg spürst.

Die Fingerspitzen-Übung ist ganz leicht.

Wenn du dich bei einem Test oder einer kniffeligen Aufgabe stark konzentrieren musst, setze dich entspannt hin. Lege einfach die Fingerspitzen beider Hände mit leichtem Druck aneinander. Deine Ellenbogen ruhen dabei rechts und links an deinem Körper.

Alle Stressgefühle verschwinden beim ruhigen Ein- und Ausatmen.

Atme 6-mal ein und aus und lass dann die Hände auf die Oberschenkel sinken. Wahrscheinlich kribbelt es ein bisschen in deinen Fingerspitzen: Das gute Qi pulsiert und hilft dir dabei, deine Aufgabe nun konzentriert zu lösen.

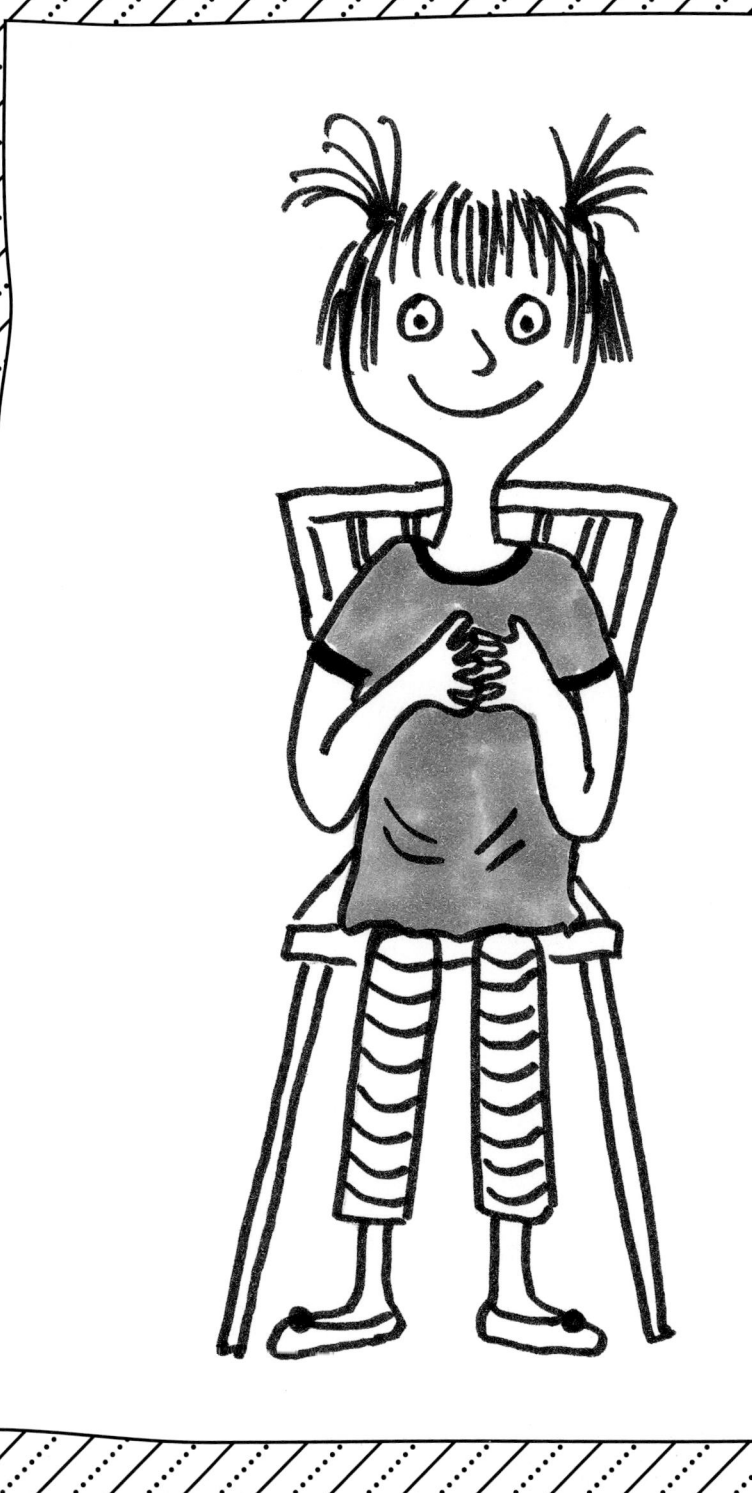

Die Kraft der Blumen tanken

27

Vielleicht gehört zu deinem Schulhof eine Wiese? Oder

blühende Büsche? Oder ein Blumenbeet?

Blüten sind voller Qi-Energie.

Wenn du bei einem Blumenbeet stehst, erde dich, lächle und

sammle mit einer kleinen Handbewegung das blühende Qi in

deinen Körper, als würdest du es pflücken.

Noch mehr Energie bekommst du, wenn du dich im

Schneidersitz auf eine blühende Wiese setzt.

Der Rücken ist gerade, die Hände liegen mit den

Handflächen nach oben auf deinen Knien. Schicke deine

Alltagsgedanken in die Ferne und denke an die schönen

Blumen um dich herum.

Atme tief in deinen Bauch und spüre, wie Wärme und Duft

deinen Körper durchströmen und entspannen.

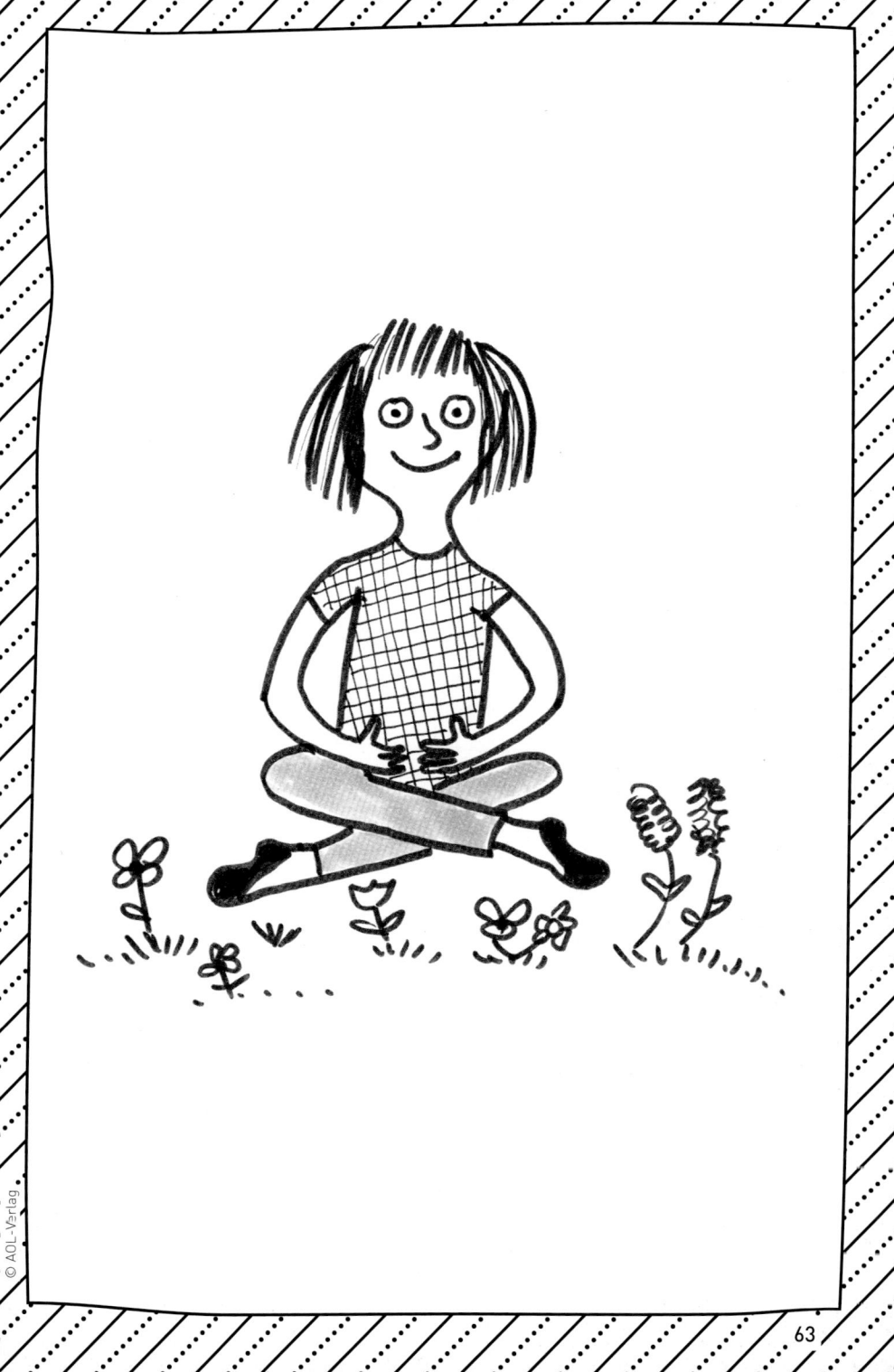

Stark wie ein Baum sein

28

Wenn sich auf deinem Schulhof ein Baum befindet, kannst du in der Pause Kraft und Stärke bei ihm tanken.

Das geht natürlich auch mit jedem anderen Baum in der Natur.

Nähere dich langsam mit ausgebreiteten Armen deinem ausgewählten Baum.

Umarme den Baum mit beiden Händen und drücke sanft deine Stirn an den Stamm.

Nun kann das frische Qi des Baumes in deinen Körper fließen, während das müde Qi aus deinem Körper durch die Fußsohlen in den Boden abfließt.

Schon die Wikinger umarmten Bäume, um deren tief verwurzelte Kraft in sich aufzunehmen.

Vielleicht hast du im Sachkundeunterricht schon einmal dein Ohr an einen Baum gelegt? Dann hast du sicher gehört, wie darin das Wasser leise rauscht, das auch für den Baum Lebensenergie ist.

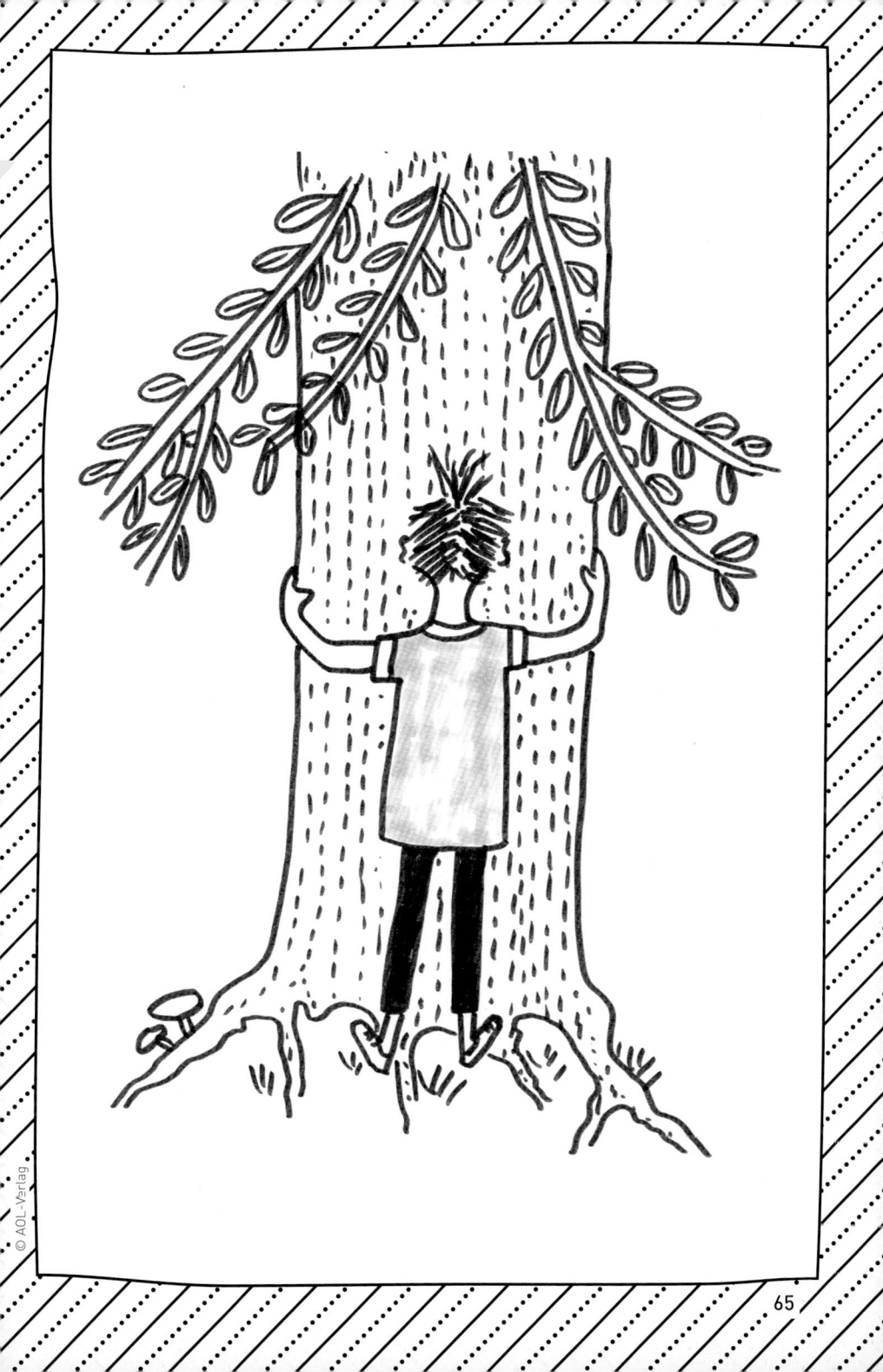

In der Schule – und auch sonst – passiert es immer wieder, dass man von jemandem geärgert wird.

Manchmal hilft es, sich selbst zu sagen: „Ich lasse es nicht zu, dass ich mich wegen diesem oder jenem ärgere!"

Oder du knetest deine Finger und knetest so den Ärger einfach weg. Du kannst dir auch vorstellen, dass du dein Gartentörchen ganz fest zumachst, dann kann der Ärger nicht zu dir kommen. Oder du setzt dein Krönchen auf und sagst dir: „Ich bin einmalig und stolz auf mich, den Ärger schicke ich fort!"

Du kannst deinen Ärger aber auch ganz einfach wegdrücken: Stelle dich schräg an eine Wand und stütze dich mit einem Arm ab, wie bei einem Liegestütz im Stehen.

Strecke deinen Hals lang und drehe den Kopf kräftig nach rechts und nach links, als würdest du „Nein, nein"! sagen.

Das hilft! Du wirst merken, dass du wieder klar im Kopf wirst und auf wunderbare Weise stark und unverletzbar bist.

© AOL_Verlag

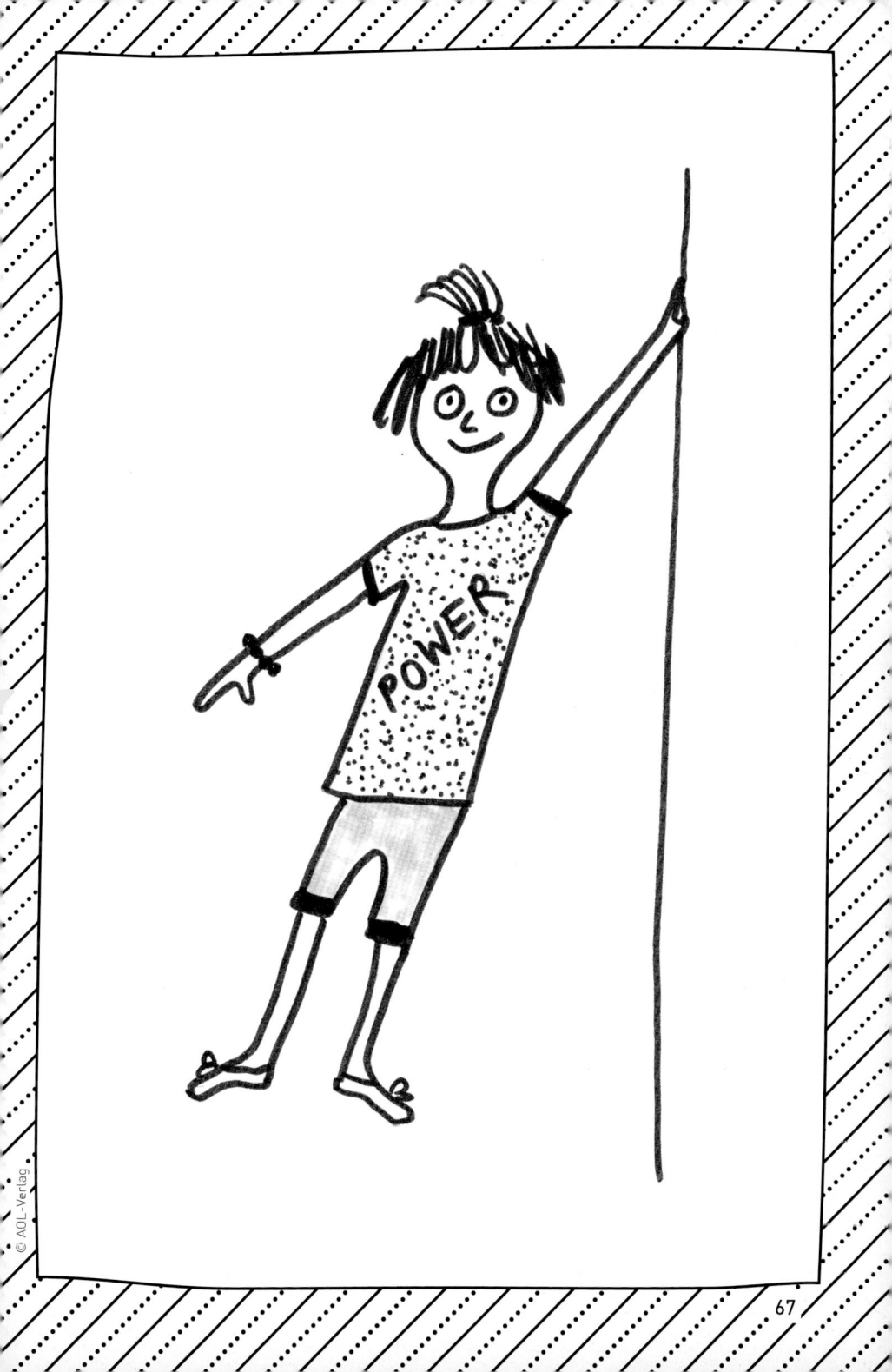

Wachklopfen

Manchmal hat man zu gar nichts Lust in der Schule und

möchte am liebsten einfach vor sich hin dösen.

Aber es kann sein, dass du etwas verpasst!

So wirst du ganz schnell wieder wach:

Forme deine Hände zu Fäusten und klopfe 12- bis 24-

mal – nicht zu fest – auf deinen Brustkorb, als wäre er eine

Trommel! Das kannst du im Sitzen oder Stehen machen.

Du wirst staunen, wie wach du auf einmal bist. Und

versäumst nun doch nicht, was es gerade Interessantes gibt!

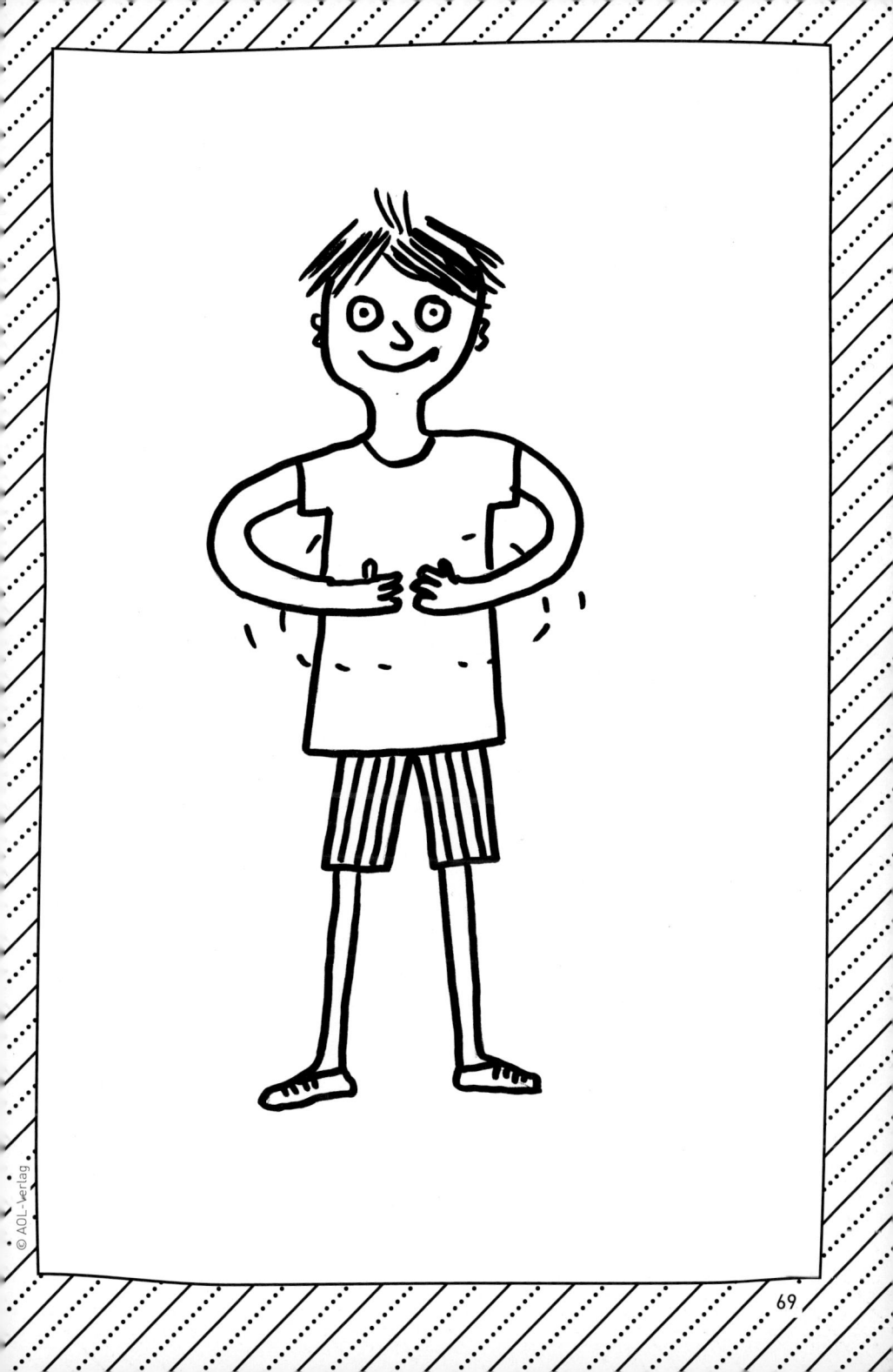

Diese Körperteile musst du für die Qi-Gong-Übungen kennen!

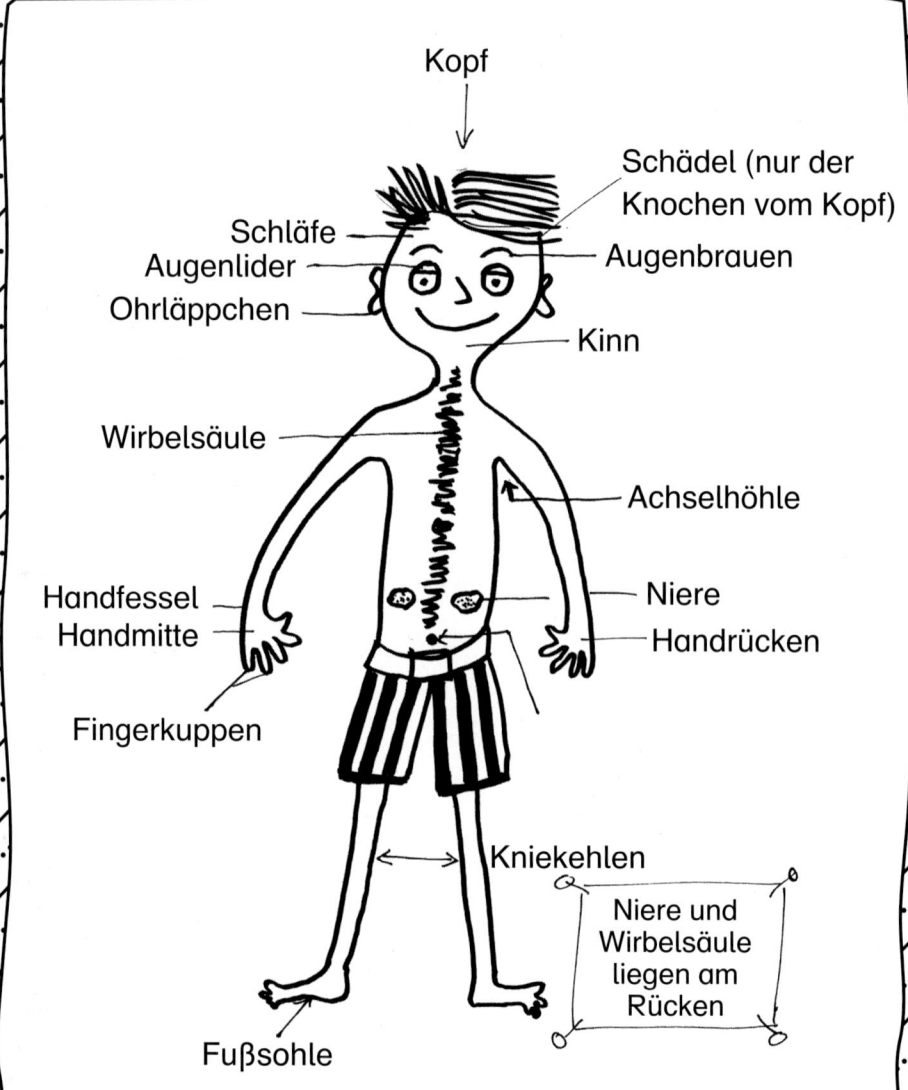

Kopf

Schädel (nur der Knochen vom Kopf)

Schläfe

Augenlider

Ohrläppchen

Augenbrauen

Kinn

Wirbelsäule

Achselhöhle

Handfessel
Handmitte

Niere

Handrücken

Fingerkuppen

Kniekehlen

Niere und Wirbelsäule liegen am Rücken

Fußsohle

Mein Qi-Gong-Tagebuch

Datum/Wochentag	Übungsname/Nr.	So ging es mir
		☺ 😐 ☹
		☺ 😐 ☹
		☺ 😐 ☹
		☺ 😐 ☹
		☺ 😐 ☹
		☺ 😐 ☹
		☺ 😐 ☹
		☺ 😐 ☹
		☺ 😐 ☹
		☺ 😐 ☹
		☺ 😐 ☹
		☺ 😐 ☹
		☺ 😐 ☹
		☺ 😐 ☹
		☺ 😐 ☹

1. Stehen wie ein Baum	11. Hals lockern – Schulter klopfen	21. Schreiten wie ein Kranich
2. Entspannen – locker wie die Zweige im Wind	12. Palast des Hörens	22. Trinken wie ein Kranich
3. Lächeln mit dem Herzen – ein Glücksgefühl	13. Nasenpunkte und das „Dritte Auge"	23. Finger kneten, Zorn vertreiben
4. Den Ofen anwärmen	14. Augenpunkte stärken	24. Meister Wangs Fingerspiele
5. Rücken stärken (Partnerübung)	15. Schwimmhäute aktivieren	25. Erfrorene Hände wärmen (Partnerübung)
6. Wetterbericht (Partnerübung)	16. Handgelenke lockern	26. Fingerspitzen-Konzentration
7. Rücken-Solo	17. Handmittel-punkt: ein toller Motor!	27. Die Kraft der Blumen tanken
8. Kopfmassage: Guten-Morgen-Übung	18. Mein Gartenzaun schützt mich	28. Stark wie ein Baum sein
9. Das Jadekissen pflegen	19. Lichtdusche	29. Weg mit dem Ärger
10. Schütteltanz – der optimale Muntermacher	20. Krönchen-Übung	30. Wachklopfen